Alimentación inteligente

Tu guía de nutrición para vivir con salud

Maribel Ortells Badenes

ISBN: **1979952531**
ISBN-13: **978-1979952538**

ÍNDICE

INTRODUCCIÓN

"El padre de la enfermedad pudo haber sido cualquiera, pero no cabe duda de que la madre fue la mala dieta"
Proverbio chino

La Nutrición es una herramienta esencial para la prevención y tratamiento de la salud. La salud entra por el intestino, allí absorbemos los nutrientes que nuestro organismo necesita para su mantenimiento.

Uno de los pilares más importantes para tener una buena salud es la alimentación, pero no cualquier alimentación sirve para este viaje tan importante. Debemos seguir una alimentación inteligente. Para ello, debemos conocer las propiedades de esos alimentos, no basta con valorar únicamente si tienen buen sabor, la clave es adecuar esos alimentos a nuestras necesidades.

La mayoría de personas desconocen el uso medicinal de los alimentos. Sabemos que nuestro médico nos recomienda seguir una dieta baja en sodio para tratar la hipertensión, una dieta pobre en azúcares para la diabetes o una baja en grasa para el colesterol. Pero muchas personas desconocen que una alimentación adecuada puede mejorar un colon irritable, la migraña, la fibromialgia, la artrosis y la osteoporosis.

Muchos alimentos tienen efectos muy beneficiosos para la salud y miles de laboratorios de todo el mundo buscan la forma de aplicarlos. No obstante, también hay muchos alimentos que tienen efectos muy nefastos en nuestra salud, de todos ellos vamos a hablar en este libro.

La salud es el bien más preciado que tenemos, pero solo lo recordamos cuando la perdemos. Mientras llega esa pérdida maltratamos a nuestro organismo con una alimentación saturada de grasas, comida basura, demasiados hidratos de carbono simples, azúcares… La dieta y nuestro estilo de vida influyen directamente en nuestra salud. Sin perder de vista la parte emocional que nos ayuda a enfermar o mejorar nuestro estado de salud.

Tomar las riendas de tu salud esta en tus manos y es tu decisión. Cuidarnos y cuidar y mimar a los demás es muy sencillo, respetar los alimentos que nos aporta la naturaleza, seguir unas pautas alimentarias naturales y simples nos ayuda a vivir de forma plena, en definitiva, a disfrutar y ser felices.

En este libro trataremos de informarte sobre los mejores alimentos y los que más ayudan a prevenir esas enfermedades que afectan a la humanidad.

A quién beneficia esta forma de alimentación, pues a cualquier persona que necesite cambiar su vida. A enfermos de migraña, colon irritable, fibromialgia, fatiga crónica, personas con dolores articulares, artrosis, artritis o sobrepeso.

La alimentación es el pilar de la vida. Comemos para alimentarnos, para celebrar acontecimientos, para estar con la familia, con los amigos, pero pocas veces comemos pensando que esos alimentos son la clave para nuestro bienestar durante la vida. Es el motor que nos hace estar enfermos o sanos.

En este libro vamos a analizar cada alimento que te indicamos en nuestros tratamientos, sus propiedades, conocerás por qué es mejor uno que otro, qué te aportan a tu salud y cómo te afectan a nivel interno cada uno de ellos.

No todos los alimentos son beneficiosos para nuestra salud, algunos incluso pueden desencadenar enfermedades. En cambio hay otros que aportan muchos beneficios y pueden prevenir o incluso curar esos malestares del día a día. Elegir bien el menú semanal es clave para llevar una vida sana y feliz.

En este libro hablamos de los alimentos que te recomendamos en nuestros tratamientos, por ello no hablaremos de alimentación en general, nos vamos a centrar en esos alimentos beneficiosos, en los suplementos y en darte consejos para poder seguir el tratamiento de forma segura y saludable..

CAPÍTULO 1. DESAYUNOS

Empecemos con el desayuno

El desayuno es uno de los momentos más importantes del día y muchas personas únicamente toman un café. Llevamos más de 8 horas desde la última comida, el cuerpo durante la noche descansa y se regenera. El organismo necesita un aporte de energía, y por eso es interesante saber qué alimentos son los adecuados para empezar el día.

Leches y lácteos: No todas las leches son adecuadas.

Muchas personas desayunan leche, quizá se trata más de un recuerdo de la infancia que de una necesidad. Si preguntas a muchas de estas personas te dirán que en realidad la leche les sienta mal, pero no saben qué alternativa deberían tomar.

La leche es adecuada en los primeros meses de vida, sobre todo la leche materna. Pero después muchos niños y adultos sufren gases intestinales, reflujo y malestar durante el día a consecuencia de la leche.

En muchos casos el intestino no puede asimilar la lactosa de la leche, provocando gases, cólicos e inflamación a todos los niveles del aparato digestivo. La caseína también puede provocar malestar.

Asimismo, es muy importante recordar que los quesos son alimentos que contienen mucha sal y mucha grasa, incluso los quesos frescos tienen un abuso de sal, y eso repercute en nuestra salud.

Tampoco es el calcio más adecuado para nuestros huesos y dientes, puesto que nuestro organismo no lo puede absorber, convirtiéndose en un problema en vez de un beneficio.

Los lácteos también pueden ser la causa de algunas enfermedades como el asma, el colon irritable, los constipados frecuentes o las infecciones de oídos.

Alternativas saludables a las leches animales:

Las bebidas vegetales son ideales: bebida de almendras sin azúcar añadido, bebida de arroz, de soja y de otros cereales y frutos secos.

Lo ideal es consumir una bebida vegetal sin gluten, sin azúcar y libre de aditivos y colorantes. Prepararlas en casa es perfecto, pero requiere tiempo.

¿Cómo elegir la más adecuada?

Mi consejo es que pruebes unas cuantas y tú decidas cuál te gusta o te sienta mejor.

Si tienes sobrepeso elige una bebida de almendras o soja, tienen más proteínas. Las de cereales tienen más hidratos de carbono.

Conclusión: ¿Por qué debemos sustituir las leches animales?

Debemos sustituir los lácteos por bebidas vegetales porque nuestro tracto digestivo lo agradecerá. Evitaremos inflamaciones, gases, malas digestiones, recuperaremos enzimas digestivas y experimentaremos una mejora a nivel intestinal en casos de diarrea o estreñimiento.

Este tipo de bebidas vegetales contienen calcio asimilable de forma fácil por nuestros huesos y dientes.

Los cereales

Nuestro organismo requiere una buena cantidad de hidratos de carbono para poder funcionar correctamente, producir energía y ayudar al organismo a desarrollar todas sus funciones. Los carbohidratos son el mejor combustible para nuestras células, les proporcionan la energía que necesitan. Pero no todos los carbohidratos son iguales ni tienen los mismos beneficios en nuestro organismo:

- En este caso nos referiremos a los carbohidratos de absorción muy rápida como son los zumos, la miel, el azúcar, la melaza…
- A los de absorción rápida como las frutas enteras, el pan blanco o las harinas blancas entre otros.
- Y a los de absorción lenta como los cereales integrales, las legumbres o las hortalizas. **Estos son los más saludables y los que necesita nuestro organismo.**

Para desayunar nos interesan los hidratos de carbono de absorción lenta, para que nos aporten energía durante toda la mañana sin que se produzcan cambios bruscos de glucosa.

Las bebidas vegetales de las que hablábamos antes son ideales para acompañar estos hidratos de carbono. Los cereales como los copos de Teff, los copos de avena sin gluten, el mijo, el amaranto, la quinoa o el arroz integral son una combinación perfecta para estas leches. Estos cereales no contienen gluten.

Por qué debes sustituir el trigo por otros cereales sin gluten

El gluten es la proteína que contienen algunos cereales como el trigo, la espelta, el centeno, la avena, el kamut o la cebada. El gluten que contienen estos cereales inflama la membrana intestinal impidiendo la absorción correcta de los nutrientes.

A parte de la enfermedad celiaca, el gluten puede provocar gases intestinales a personas con los intestinos inflamados, a los celiacos, a aquellas personas que tienen colon irritable o que sufren la enfermedad de Crohn. Además, también puede provocar migraña y dolores musculares.

El gluten es un desencadenante de diversas enfermedades cómo:

- Enfermedad Celiaca
- Migrañas
- Asma
- Colon irritable
- Enfermedad de Crohn
- Dolores musculares.

Si sufres gases intestinales mejor elimina el gluten de tu dieta, no te asustes, es más fácil de lo que parece.

Hablemos de los cereales

Teff

Propiedades del teff

El teff, como decimos, tiene grandes propiedades nutricionales que son muy superiores a la de otros cereales mucho más populares, como el trigo o la cebada.

Las principales propiedades del teff son:

- Tiene un gran contenido en fibra. Es altamente digerible y contiene una gran proporción de almidón de ingesta lenta, lo que produce una estimulación de la flora intestinal como si fuera un probiótico.
- Es apto para personas con celiaquía o con intolerancia al trigo, ya que no contiene gluten.

- El teff tiene propiedades muy buenas para personas con diabetes tipo II, puesto que ayuda a controlar los niveles de azúcar en sangre.
- Otra de sus ventajas es que sacia mucho y ayuda a controlar la sensación de hambre. Debes incluirlo en tu dieta si quieres controlar tu peso.
- El teff es rico en carbohidratos de absorción lenta, propiedad muy interesante para deportistas de alto rendimiento porque les proporciona hidratos de forma rápida y a la vez prolongada.
- Otra propiedad interesante para deportistas, pero también para estudiantes, es su contenido en minerales como el calcio, el potasio y el magnesio, que facilitan la rápida recuperación tras un esfuerzo físico o mental.
- Su aporte de calcio es excelente, lo que hace al teff bastante recomendable en procesos de descalcificación, osteoporosis o para el crecimiento de los niños.
- El teff además cuenta con 8 aminoácidos esenciales, especialmente la lisina, que no se suele encontrar en otros cereales y menos en las grandes cantidades en que las contiene el teff. La lisina es muy importante para que el organismo absorba el calcio de forma efectiva para aprovechar al máximo sus propiedades.

Valor nutricional por 100 g de harina de teff

- Valor energético: 330 Kcal
- Hidratos de Carbono: 65,4 g
- Proteínas: 13,3 g
- Fibra: 7,9 g
- Grasas: 2,1 g
- Saturadas: 0,7 g
- Monoinsaturadas: 0,7 g
- Poliinsaturadas: 0,7 g
- Calcio: 170 mg
- Hierro: 5,4 m
- Magnesio: 186 mg
- Manganeso: 3,8 mg
- Potasio: 480 mg

- Vitamina C: 0,2 mg
- Cobre: 0,7 g
- Zinc: 4,4 mg

Cómo se puede consumir el teff

Los usos culinarios del teff son muchos. Están orientados a la repostería o a recetas que requieran horneado, también en cualquier clase de sopas, guisos y postres. Como buen espesante que es, se puede añadir en cremas y salsas, sean dulces o saladas. El teff puede edulcorarse con sirope de agave, azúcar de coco o miel en la preparación de bizcochos, galletas, panes, etc. Su harina es de sabor más dulce y consigue que nuestras recetas de repostería sean muy sabrosas.

Los copos de teff son excelentes en el desayuno, se preparan como los demás copos y la mezcla resultante es una crema de cereales muy buena a la que podemos añadir cacao en polvo, café descafeinado, stevia…

El arroz integral

Te recuerdo ahora porqué es importante consumir harina de arroz integral en vez de harina de trigo u otras harinas con gluten. Sobre todo, porque muchas enfermedades se ven beneficiadas al eliminar de la dieta la proteína llamada gluten.

Enfermos de colon irritable, migraña, dolores reumáticos y fibromialgia verán mejorados sus síntomas al eliminar el gluten de su dieta.

La harina de arroz integral es una harina de gran calidad. No contiene gluten y contiene los doce aminoácidos esenciales, vitaminas A, B1, B2, B6 y E y sales minerales. El arroz es el cereal más equilibrado en nutrientes. Resulta muy energético por su alto porcentaje de glucosa y es aconsejable para aquellas personas que tienen problemas de pulmón, intestinos e hígado. La harina de arroz es muy apropiada para papillas de bebés, puesto que se trata de un alimento muy completo y de fácil asimilación.

Pero lo más importante es que debe de ser INTEGRAL, de esta forma nuestro organismo la absorbe de forma más lenta y es beneficiosa incluso para las personas diabéticas. Además, no acidifica tanto la sangre y es muy adecuada para el tránsito intestinal, favorece la evacuación y es muy buena para las personas que quieren perder peso.

Propiedades del arroz

- Una de las principales propiedades del arroz es su aporte de hierro, por lo que es muy recomendable para personas anémicas y mujeres embarazadas.
- Es eficaz contra el estreñimiento gracias a su contenido en fibra.
- Es ideal en casos de diarrea, ya que el agua de arroz tiene efectos astringentes.
- Su aporte en magnesio ayuda a la reducción de azúcar en sangre.
- Ayuda a mantener el sistema nervioso calmado gracias a su aporte en vitamina B y triptófano.
- Reduce los niveles de colesterol a través de su fibra.
- Actúa beneficiando la presión arterial debido a su aporte en potasio y su bajo contenido en sodio.
- Su alto contenido en fósforo lo hace ideal para el crecimiento y la energía intelectual.
- Muy recomendable para los celíacos o gente que requiere dietas sin gluten. Siempre mejor integral y biológico para evitar pesticidas que se pegan a su cáscara.
- Su gran aporte en hidratos de carbono proporcionan una gran dosis de energía, aconsejándose su consumo especialmente en deportistas.

Información nutricional del arroz integral (por 100 g)

- Valor energético: 350 Kcal
- Hidratos de Carbono: 76 g
- Proteínas: 7 g
- Grasas saludables: 2 g
- Fibra: 3 g

- Magnesio: 42 mg
- Potasio: 95 mg
- Fósforo: 122 mg
- Y en menor cantidad nos ofrece vitaminas B1 y B3.
- Contiene una apreciable cantidad de proteínas que combinadas con otros alimentos como las legumbres proporcionan una proteína perfecta para vegetarianos y veganos.

Con la harina de arroz integral podemos preparar pan, bollos, bizcochos, salsas dulces y saladas, galletas… todo lo que se te ocurra.

El mijo

El mijo es un cereal "Yan". Es uno de los cereales más antiguos y por desgracia desconocido. No contiene gluten, es muy alcalino, rico en proteínas, minerales -sobre todo hierro y magnesio- y lecitina.

Es un cereal muy digestivo. Beneficia al estómago, al bazo, al páncreas y es muy útil para las personas diabéticas puesto que regula el azúcar en sangre. Además, contiene ácido silícico, recomendable para mantener las uñas, la piel y el pelo en buenas condiciones; y aporta mucha energía, necesaria para personas con fatiga crónica y deportistas.

Altamente recomendado para elaborar sopas, desayunos dulces y salados y en repostería.

Propiedades del mijo

- Indicado en caso de anemia ferropénica, calambres musculares y embarazo.
- El mijo es uno de los cereales que más hierro y magnesio aportan. Por eso se recomienda en casos de debilidad física o psíquica.
- Resulta un excelente remedio para fortalecer la piel, el cabello, las uñas y los dientes.

Información nutricional del mijo (por 60 g)

- Valor energético: 212 Kcal
- Hidratos de carbono: 41 g
- Proteínas: 6 g
- Grasas saludables: 2 g
- 41 % de la necesidad diaria de hierro y 29 % del magnesio.
- Su bajo contenido en vitamina B3 basa gran parte de la mala fama de este cereal. No obstante, cabe matizar que esa deficiencia no supone ningún problema si la dieta no se basa exclusivamente en el mijo, algo que actualmente no ocurre (en Europa se consumía diariamente antes de que aparecieran el maíz y la patata).
- En cambio, su contenido en vitaminas B1, B2 y B9 triplica al de otros cereales, por lo que es muy apropiado para regenerar el sistema nervioso y para las mujeres embarazas o en periodo de lactancia.

La quinoa

La quinoa no es propiamente dicho un cereal, es más parecido a la remolacha.

Propiedades de la quinoa

- La quinoa es recomendable para los celiacos y los niños pequeños ya que no tiene gluten y es muy nutritiva. De hecho, su uso es muy conveniente para las primeras papillas. Además, es muy recomendable para personas vegetarianas, ya que aporta mucha proteína de gran calidad; y para toda la gente que quiere ampliar su alimentación, no engordar y estar más sano. Asimismo, también es recomendable para deportistas y personas convalecientes que necesitan nutrirse pero con alimentos fácilmente digeribles.
- Contiene menos almidón y más proteína que la mayoría de cereales, característica a tener en cuenta para los diabéticos ya que tiene un bajo índice glucémico.
- También es beneficioso para el colesterol, ya que aporta fibra y proteínas vegetales.

- Ideal para la obesidad puesto que alimenta, sacia y no engorda.
- A nivel externo se puede aplicar molida, en forma de emplastos (con otras hierbas) para el tratamiento de esguinces y otros problemas o lesiones musculares.
- Se cuece de forma rápida, unos 15 minutos y con ella preparamos cuscús sin gluten, croquetas, ensaladas, además de convertirse en un acompañamiento sabrosa para cualquier plato de carne, pescado, huevos...

Información nutricional de la quinoa (por 100 g)

- Valor energético: 250 Kcal
- Hidratos de Carbono: 68 g
- Proteínas: 13 g
- Grasas saludables: 4 g
- La quinoa aporta muchos aminoácidos esenciales
- Aporta vitaminas C, E, B1, B2, B3, E ácido fólico y minerales como el magnesio, calcio, hierro y potasio

El amaranto

El amaranto, al igual que la quinoa, está considerado un pseudocereal. Por una parte, posee características similares a las que tienen los cereales; y por otra, su contenido proteico hace que sea más semejante a las legumbres.

Propiedades del amaranto

- El amaranto es una maravilla ya que se aprovecha todo: el grano y la planta en sí, como verdura o forraje para los animales.
- La semilla tiene un alto contenido en proteínas, vitaminas y minerales que nos ayudan a crecer sanos y fuertes. Esta es una de las razones por las que se considera un alimento muy interesante para los niños.
- El amaranto es ideal en anemias y desnutrición, ya que es un alimento rico en hierro, proteínas, vitaminas y minerales.

- Es un alimento a tener en cuenta en la osteoporosis, puesto que contiene calcio y magnesio.
- El amaranto es una planta con mucho futuro ya que, a parte de su interés nutricional, también se puede aprovechar en la elaboración de cosméticos, colorantes e incluso plásticos biodegradables.
- Es una planta maravillosa. Tanto las hojas como las semillas son de un alto valor nutritivo.
- Las hojas tienen más hierro que las espinacas. Contienen mucha fibra, vitamina A, C así como hierro, calcio y magnesio.
- Algunos especialistas advierten que si usamos el amaranto como verdura hemos de hervirlo ya que, sobre todo en terrenos con poco agua, las hojas pueden contener altos niveles de oxalatos y nitratos.
- Es un alimento que en algunos aspectos se parece a la leche ya que es rico en proteínas y contiene calcio y otros muchos minerales.
- Ideal mezclado con otros cereales como la quinoa y el mijo o en dulce y salado para desayunos.
- Tiene un alto nivel de proteínas entre el 15% al 18%. Quizá el dato más interesante es su buen equilibrio a nivel de aminoácidos y el hecho de que contenga lisina, un aminoácido esencial en la alimentación humana y que no suele encontrarse (o en poca cantidad) en la mayoría de los cereales. Podemos utilizarlo junto a una legumbre y tendremos una combinación excelente.
- Contiene entre un 5% y 8% de grasas saludables. Destaca la presencia de escualeno, un tipo de grasa que hasta ahora se obtenía especialmente de tiburones y ballenas.
- Su cantidad de almidón oscila entre el 50% y 60% de su peso. La industria alimentaria está estudiando sus características ya que podría ser un buen espesante.
- Preparamos sopas, croquetas, incluso desayunos. Se cuece en 10 minutos.

Información nutricional del amaranto (100gr)

- Valor energético: 374 Kcal
- Hidratos de carbono: 66 g
- Proteínas: 14,5 g
- Grasas saludables: 6,51 g

Conclusiones: ¿por qué te benefician los cereales sobre todo sin gluten?

Porque los cereales nos proporcionan la energía que necesitamos, la glucosa para el cerebro. Nos aportan la energía necesaria para abastecer todas las funciones corporales como el ejercicio muscular, el mantenimiento de la temperatura corporal, la digestión o la asimilación de nutrientes.

Las infusiones

Tomar infusiones es una forma de hidratar al organismo. Muchas personas olvidan la importancia de hidratarse. Confunden la sed con el hambre y, muchas veces, el cuerpo pide agua no comida.

Qué infusiones nos ayudan más

Como existen miles de infusiones con y sin teína y no podemos hablar de todas ellas, vamos a tratar solamente algunas de las que aportan beneficios, minerales, calcio, nos adelgazan y relajan, pero sobre todo, nos hidratan.

Té kukicha y el té bancha

Fue el gran maestro Ohsawa , precursor de la macrobiótica quien introdujo este té en Europa lo llamó "té de tres años". En Japón el té Kukicha se considera el té de los pobres porque se elabora a partir de las ramas que se desperdician, pero en realidad es el más saludable. Este té es más "Yang" que el té Bancha.

El té de tres años o Kukicha, es un té sin apenas teína, incluso lo pueden tomar los niños en el desayuno si no les sienta bien ninguna bebida vegetal. El té Bancha en cambio sí tiene teína. Ambos aportan gran cantidad de calcio natural que nuestro organismo absorbe y fija en los huesos.

Tiene efectos remineralizantes y alcalinizantes. El principal efecto beneficioso del té kukicha deriva de su fuerte poder alcalinizante. Esta bebida ayuda a alcalinizar los tejidos y los fluidos del cuerpo, equilibrando así los niveles de acidez del mismo y previniendo múltiples enfermedades.

Incluye en tus desayunos y meriendas un té Kukicha, añade una cucharada de melaza de arroz o sirope de agave y tendrás una bebida deliciosa y muy energética.

Además de su poder alcalinizante incluso, más que cualquier otro té japonés, el té Kukicha tiene también propiedades remineralizantes. Una taza de Kukicha tomada caliente cuando nos levantamos por la mañana, es una buena fuente de calcio, zinc, selenio, cobre, manganeso y flúor. Además, es rico en vitaminas del grupo B, vitaminas C y A, flavonoides y catequinas (los polifenoles que han hecho famoso al té verde como bebida anticancerígena). No cabe duda que es una buena forma de empezar el día.

Nos puede aliviar las náuseas y la gastritis. Es una bebida que deben incorporar a su dieta las personas que sufren nefritis, infección de la vejiga, neurastenia, enfermedades cardíacas, indigestión y fatiga general, personas intolerantes a bebidas vegetales, lácteos y conservantes.

Preparación del té Kukicha y del té Bancha

Te recomiendo que tomes el té Kukicha para el desayuno y la merienda por su bajo contenido en teína. Es mejor que tomes el té Bancha solo en el desayuno. Su mayor contenido en teína por la tarde puede intervenir en nuestro sueño, igual que una taza de café.

-   Calentamos en un cazo 2 litros de agua mineral y una cucharada sopera de ramitas de té , lo dejamos hervir de 2 a 3 minutos.

- Lo dejamos reposar unos 5 minutos y lo colamos. Si te gustan los sabores dulces puedes añadir una cucharada de sirope de agave, stevia o melaza de arroz.

Té rojo y té verde

Debemos tener en cuenta que estos dos tés contienen teína y pueden afectarnos en el descanso nocturno.

El té rojo

El té rojo es un excelente antioxidante. Tomándolo habitualmente conseguiremos frenar el envejecimiento prematuro celular, a la vez que reforzaremos nuestro sistema inmunológico. El té rojo también ayuda a cuidar nuestra piel. Además, contiene calcio, convirtiéndolo en un buen sustituto de la leche para aquellas personas con intolerancia a la lactosa o que no les gusta su sabor. Este aporte de calcio también le confiere al té rojo la capacidad de reforzar nuestros huesos.

Propiedades del té rojo Pu-Erh

- Desintoxica y depura activando el metabolismo del hígado.
- Refuerza el sistema inmunitario, preserva de las infecciones y posee efectos bacteriostáticos.
- Cura el mal humor e incluso ligeras depresiones.
- Facilita la digestión de las comidas grasas y estimula la secreción de las glándulas digestivas.
- Disminuye el nivel de colesterol.
- Elimina el sobrepeso provocado por una mala alimentación.

El té verde

El té verde es sinónimo de salud y longevidad. Sus componentes antioxidantes son tantos y tan importantes que parece innecesario destacar cada uno de sus muchos beneficios sobre los diferentes órganos y sistemas corporal.

Propiedades del té verde

- Su contenido en vitamina A, C, E, selenio y su riqueza en polifenoles le confieren un gran efecto antioxidante ya que combate los radicales libres. Por ese motivo, el té verde es un buen aliado en la lucha contra el cáncer y las enfermedades degenerativas.
- Favorece la eliminación del colesterol LDL (el malo) y en cambio puede aumentar el HDL (el colesterol bueno). También ayuda a combatir los triglicéridos. Las enfermedades cardiovasculares también se beneficiarán de su efecto antitrombos o coágulos.
- Numerosos estudios avalan que el té verde es un buen aliado en la prevención de la hipertensión. Las personas que ya tienen hipertensión y son muy sensibles a la cafeína es conveniente que consulten su caso con su médico o especialista antes de decidirse a tomarlo.
- Ayuda a eliminar las grasas. Su efecto suavemente diurético y regulador de la insulina lo hace un aliado muy eficaz en la lucha contra la obesidad.
- El té verde puede ser útil en el tratamiento de la diabetes, ya que disminuye los niveles de glucosa al regular los niveles de insulina.
- Los polifenoles del té verde también pueden ayudar a broncearnos y a proteger la piel contra el daño provocado por el sol.
- Sus antioxidantes son muy beneficiosos en la reducción de los efectos del envejecimiento.
- Al contener cafeína tiene un efecto estimulante y puede emplearse para aliviar tanto la fatiga física como la mental. Se puede usar en casos de somnolencia. Algunas personas notan alivio ante ataques de migraña.
- Los taninos del té verde le dan un efecto astringente que ayuda en los casos de diarrea.
- Su suave efecto broncodilatador ayuda a aliviar los casos de asma, bronquitis y enfisema.
- Su efecto antioxidante refuerza el sistema inmunitario ayudándonos en la lucha contra algunas bacterias como los estafilococos y algunos virus.

- Su aporte de flúor y sus bioflavonoides nos ayudan a prevenir la aparición de caries. También es eficaz para tratar la halitosis.
- Si tenemos los ojos inflamados nos podemos aplicar unas bolsitas de té verde frías durante unos minutos.
- Fortalece los huesos ya que a su efecto antioxidante se une su aporte de calcio, magnesio, flúor y fósforo.

El tomillo

Thymus vulgaris, nombre botánico del tomillo, es una hierba muy aromática que forma parte de varias recetas gastronómicas como condimento, pero es reconocida por sus propiedades medicinales muy beneficiosas para nuestro organismo.

El tomillo hace un gran trabajo liberando al aparato digestivo de la sobrecarga al que lo hemos sometido como en los casos de mala digestión. Asimismo, evita los cólicos, flatulencias, dolores estomacales, tiene un efecto leve como parasiticida, estimula el apetito y actúa en casos de diarrea.

Propiedades del tomillo

- Desde tiempos antiguos se conoce que puede ser un apoyo en casos de anemia por su alto contenido en hierro.
- A nivel dermatológico es conocido por su capacidad de ayudar a combatir el acné, por ser un gran desinfectante y antiséptico; y porque facilita la cicatrización.
- Una de sus propiedades más importante es que esta hierba se puede usar en casos de problemas gastrointestinales.
- La propiedad carminativa del tomillo permite una disminución de la generación de los gases en el tubo digestivo, así disminuye las flatulencias y los cólicos o los elimina por completo. De esta manera, se genera un efecto antiespasmódico en los músculos estomacales, ayudando a disminuir la fermentación en la flora intestinal.

Infusión de tomillo para la indigestión

Para preparar el té necesitaremos entre 5 y 10 gramos de tomillo seco por taza. Lo combinaremos con agua caliente. Tenemos que dejarlo reposar por lo menos unos 3 minutos hasta que libere su esencia. Es preferible consumir una infusión de tomillo después de cada comida para poder disfrutar de sus beneficios.

En los casos de mayor malestar digestivo deberemos tomar entre tres y cinco infusiones al día. Para poder mejorar la digestión a largo plazo es recomendable seguir una dieta magra, baja en grasas y calorías.

El jengibre

El jengibre se obtiene del rizoma de una planta que pertenece a la familia de las Zingiberáceas. Gracias a sus propiedades y beneficios el jengibre tiene muchas aplicaciones medicinales dentro de la medicina tradicional asiática. Además, su particular sabor y aroma lo convierten en un condimento gastronómico típico en países como Tailandia o China.

Propiedades del jengibre

- Gran analgésico y antiinflamatorio, a nivel externo: aplicado en forma de compresa (preguntad en vuestro herbolario) suele ayudar muchísimo en dolores articulares (lumbagos, ciáticas, reumatismos, etc.) La Medicina Tradicional China dice que es especialmente eficaz cuando hay síntomas de frío en esa zona (palidez, baja temperatura, etc.) En cambio no lo aplicaríamos cuando se trata de una zona roja o caliente. A nivel interno (en cápsulas, comprimidos o infusión) también es eficaz en dolores artríticos o reumáticos. Suele mejorar la movilidad de la zona tratada y disminuye la sensación de dolor. Media cucharadita (de las pequeñas) dos veces al día (en infusión o en las comidas) suele ser suficiente.
- Hipolipemiante: muy utilizado para prevenir o tratar las enfermedades cardiovasculares ya que reduce los niveles de colesterol y, a la vez, tiene un suave efecto anticoagulante.
- Tónico circulatorio: el jengibre es ideal para mejorar el riego sanguíneo produciendo un efecto vasodilatador. Las

personas con manos y pies fríos notarán siempre una gran mejoría. Como también hemos comentado limpia las arterias de colesterol y evita que se adhieran las plaquetas.

- Cefaleas: el jengibre es de uno de los remedios naturales más eficaces en caso de cefaleas, jaquecas y migrañas.
- Nauseas: la medicina popular viene recomendando el jengibre con mucho éxito en las náuseas del embarazo. Hoy en día el jengibre se está probando también para las náuseas y vómitos de la quimioterapia. Una infusión de jengibre con un poco de miel u otro endulzante suele producir un gran alivio.
- En problemas digestivos: facilita la digestión de los alimentos y es muy útil en caso de gases, hinchazón abdominal, pesadez, espasmos digestivos, etc. Algunos pacientes de colon irritable también comentan observar mejoría de sus síntomas.
- Resfriados: el jengibre es muy eficaz ante cualquier resfriado u otra infección (otitis, cistitis, anginas, bronquitis, etc.) especialmente cuando la persona siente que cogió frio. También alivia la tos y favorece la expectoración.

Conclusiones: Por qué te benefician las infusiones

Todas estas infusiones nos pueden ayudar a mejorar nuestra hidratación, podemos incluir alguna de ellas en el desayuno y a media mañana.

A muchas personas les cuesta beber agua, las infusiones te hidratan, aportan minerales y te sientan bien, sobre todo a nivel estomacal. Siempre es mejor consumir líquidos calientes que fríos, incluso durante las comidas. ¿te has fijado que los japoneses siempre toman té u otras infusiones calientes durante las **comidas y cenas?**

Endulzantes naturales

Existen numerosos tipos de endulzantes. En este libro solamente hablaremos de los que yo considero menos perjudiciales para nuestra salud.

Azúcar de coco

El azúcar de coco es un endulzante natural que proviene de las flores de palma de coco. Se trata de un condimento muy utilizado en la cocina asiática. Para obtenerlo, se evapora la savia de la flor a partir de un corte que se hace para que drene. El líquido dulce obtenido se expone a una fuente de calor hasta que se seca. Como resultado, se obtiene una azúcar con una textura cristalina, de color tostado.

El azúcar de coco tiene un **bajo índice glucémico** (35, cuando se considera alto a partir de 55), eso evita que se dispare el azúcar en sangre. Es decir que no produce diabetes, y que los diabéticos, en bajas cantidades, pueden consumirlo. En este sentido, es preferible al azúcar tradicional. El azúcar de coco contiene más nutrientes que otros endulzantes considerados saludables, como el jarabe de agave, el azúcar integral o incluso la miel.

Propiedades del azúcar de coco

- Su proceso de elaboración es más natural, no es tan industrializado.
- El azúcar de coco tiene nutrientes esenciales como hierro, zinc, calcio y potasio diferenciándolo del azúcar común. Aunque ambos tienen calorías, las del azúcar blanco no están acompañadas de ninguno de los nutrientes que el cuerpo necesita, por eso se las llama "calorías vacías". Sin embargo, debes de tener en cuenta que también aporta calorías (tiene casi tantas como el azúcar tradicional) por tanto, debe consumirse con moderación y no es apta para las personas con obesidad que llevan una dieta sin azúcar.
- No debemos olvidar que poco a poco debemos ir dejando el azúcar, cualquiera de ellos puesto que contribuyen al aumento de peso y a la aparición de muchas enfermedades.

- La principal razón por la que el azúcar blanco es poco saludable es porque contiene altos niveles de fructosa (50%). El azúcar de coco, si bien tiene los nutrientes que mencionamos, también tiene un 70% de sacarosa. De ese 70%, por supuesto, la mitad es fructosa también. Así que, aunque es algo más sana que el azúcar tradicional, eso no significa que se pueda abusar de ella.

En resumen, como otros azúcares, el de coco debe consumirse con moderación. Sin embargo, si consumes azúcar blanco refinado, es una buena opción para comenzar a reemplazarlo, y endulzar con ella tu café, tus batidos de las mañanas o tus postres. También endulza más que otros azúcares, por ese motivo se utiliza menos cantidad.

La stevia

La stevia es una hierba dulce que no sólo nos ayuda a mantener o a bajar nuestro peso, sino que además, esta planta posee otras propiedades medicinales que la convierten en hierba medicinal. Protege las arterias, baja el colesterol, reduce la ansiedad y cuida nuestra salud coronaria.

Propiedades de la stevia

- Es un edulcorante natural elaborado con materias primas 100% naturales de origen vegetal.
- Tiene 0% de calorías.
- Aporta sabor dulce a bebidas, infusiones o comidas.
- Sus hojas contienen una gran variedad de nutrientes, como proteínas, fibra, carbohidratos, vitaminas A y C, sodio, magnesio, hierro, fósforo, calcio, potasio y zinc.
- Se pueden realizar recetas muy sabrosas con la stevia: bizcochos, helados...
- Son muy beneficiosos para todos, en especial para diabéticos, naturistas y para personas con sobrepeso.
- Endulza mucho, puede que al principio no lo notes porque estamos acostumbrados a sabores muy dulces.

Beneficios y propiedades

- Es ideal para dietas adelgazantes.
- Ayuda a disminuir la ingesta de calorías.
- Mejora la sensación de hambre si la tomas en infusión antes de las comidas.
- Es diurética.
- Antiácida.
- Hipotensora.
- Regula el pH a nivel digestivo, sanguíneo y de la orina.
- Favorece el descenso del colesterol malo.
- Ayuda en la fatiga.
- Estimula al páncreas en la producción de insulina.
- Es antibiótica ayudando a mejorar las infecciones de la mucosa bucal y cándidas.
- Regula los niveles de glucosa en sangre.
- Nutre el hígado, páncreas y bazo.
- Es un poderoso antioxidante.

La Lúcuma

La lúcuma es un fruto de origen peruano. Es un buen potenciador de sabor y un excelente edulcorante natural. Es ideal para sustituir el azúcar en nuestras recetas.

No aporta calorías y constituye una buena fuente de nutrientes muy valiosos.

Destaca por sus nutrientes, fibra y antioxidantes, que pueden tener un gran impacto en nuestra salud. Contiene betacarotenos, precursor de la vitamina A, necesaria para el crecimiento celular y la salud ocular.

Contiene vitamina B3 importante para el buen desarrollo muscular. Contiene trazas de zinc, potasio, calcio, magnesio y hierro.

Mejora la piel: su riqueza en antioxidantes la hace beneficiosa para cuidar nuestra piel.

Regula el azúcar en sangre, tiene un índice glucémico muy bajo, por ello se considera un edulcorante apto para personas diabéticas.

Nos ayuda a mejorar gastritis y diarreas, la salud cardiovascular y ayuda a mejorar las digestiones.

Melaza de arroz y sirope de ágave

Estos dos endulzantes son sin duda la mejor alternativa al azúcar blanco o integral. No obstante, debemos de ser conscientes de que se trata de alimentos muy calóricos y que suben el nivel de glucosa en sangre de forma rápida, por lo tanto no los aconsejo.

La melaza de arroz o de otros cereales se obtienen a través de un proceso enzimático a partir del grano entero cocido. Tienen propiedades enzimáticas, pero mejor no abusar ya que su índice glucémico es muy alto y no te lo recomiendo. Utilízalo solo en casos especiales y sin abusar.

El sirope de ágave, se obtiene de una planta y su contenido en fructosa es muy alto. Tiene un índice glucémico más bajo, pero mejor evitamos su consumo.

En conclusión: el azúcar, melazas, siropes... deben ser un alimento consumido de forma esporádica por su alto contenido en calorías, sin olvidar que el azúcar roba el calcio de los huesos, influye en las infecciones urinarias y es adictivo. Si queremos endulzar una infusión o bebida caliente es mejor utilizar stevia.

Frutos secos, semillas

Los frutos secos son los gran olvidados en nuestra dieta. Realmente los consumimos en fiestas, tostados y salados y además comemos más de los que necesitamos. Debemos tener en cuenta que son muy calóricos. Contienen entre un 20 y 25% de proteínas, entre un 40 y 50% de grasa insaturada y un 10-20% de hidratos de carbono.

Lo ideal es tomar los frutos secos pelados crudos, a media mañana y en la merienda. Comer 8 almendras crudas peladas a media mañana junto a una infusión es ideal para llegar a la comida sin hambre.

Las almendras

Como tienen una alta cantidad de calcio, las almendras son un aliado perfecto para los huesos y es muy recomendable su consumo durante el embarazo puesto que en estas etapas nuestro organismo lo consume en mayor medida. Es calcio penetra dentro del hueso, al contrario de lo que sucede con la leche que solamente recubre los huesos y no los hace duros.

Propiedades de las almendras

-   Son un alimento rico en fósforo ya que 100 g de este fruto seco contienen 454 mg de fósforo.
-   Este alimento también aporta vitamina E. La cantidad de vitamina E que tiene es de 26,15 mg por cada 100 g.
-   También es uno de los alimentos más ricos en vitamina B7.
-   Además, es un alimento muy rico en vitamina B2 (0,62 mg cada 100 g), magnesio (270 mg cada 100 g), zinc (3,20 mg cada 100 g), potasio (835 mg cada 100 g), fibra (13,50 g cada 100 g) y calcio (252 mg cada 100 g).

El aporte de potasio es alto y ayuda a una buena circulación, regulando la presión arterial por lo que es un alimento beneficioso para personas que sufren hipertensión. El potasio que contiene este fruto seco ayuda a regular los fluidos corporales y puede ayudar a prevenir enfermedades reumáticas o artritis.

No podemos abusar de ellas por ser altamente calóricas, pero es recomendable tomar 8 almendras crudas peladas al día, como tentempié a media mañana o tarde.

Las nueces

La Vitamina E que contienen las nueces nos ayuda a combatir los radicales libres gracias a sus potentes propiedades como antioxidante y retrasa el envejecimiento de todo nuestro organismo.

Propiedades de las nueces

- Protegen nuestro corazón gracias a los ácidos grasos poliinsaturados que contienen facilitando la absorción de las vitaminas liposolubles (A, D, E, y K). Además, nos aportan energía y forman hormonas.
- El potasio es imprescindible para el buen funcionamiento de los músculos y del sistema nervioso (incluyendo el corazón).
- Gracias a su contenido en magnesio, se estimula la producción de glóbulos blancos, mejora la función del sistema nervioso, del muscular, del cardiovascular y del óseo. De hecho, ayuda a evitar la formación de coágulos sanguíneos y hasta ayuda a reducir la presión arterial.
- La fibra de las nueces nos ayuda a eliminar los desechos del organismo y disminuye los niveles de azúcar en sangre.
- Las proteínas de las nueces favorecen el funcionamiento de nuestras defensas y favorecen el buen funcionamiento general de nuestro organismo, participando en multitud de funciones químicas.
- Contienen Vitaminas del grupo B (como B1, B2, B3, B6, B9) las cuales participan en multitud de procesos llevados a cabo en nuestro organismo como son el buen funcionamiento del sistema nervioso, la disminución del cansancio mental, regula los niveles de azúcar en sangre, la formación de glóbulos rojos, de hormonas, la digestión de grasas, proteínas o carbohidratos, combate la depresión leve, evita la formación de piedras en los riñones, potencia la buena salud de la piel y la vista, evitan la malformación del feto durante su desarrollo, el correcto funcionamiento del sistema inmunológico, reduce los dolores del síndrome premenstrual, previenen enfermedades cardiovasculares, etc.
- El contenido de zinc que tienes las nueces estimula el sistema nervioso, favorece la buena salud de nuestros

huesos, que se desarrolle correctamente el feto durante el embarazo y reduce los problemas de próstata.

- El fósforo de las nueces favorece la correcta formación de los huesos y dientes, la formación de músculo, mejora las capacidades cognitivas e intelectuales (incluyendo la memoria), así como la secreción de la leche materna.
- Por su contenido en hierro las nueces son muy beneficiosas para evitar las anemias, el buen funcionamiento del sistema nervioso, mantener unas uñas, piel y cabello en buen estado, reforzar nuestro sistema inmunitario, y mejorar los estados de fatiga o cansancio.

Semillas de calabaza

Las semillas de calabaza contienen generosas cantidades de vitamina A y K, así como ácido fólico, además de la vitamina B3.También contienen ácido linoleico, ácidos grasos omega-6 y ácidos grasos omega-3.

Propiedades de las semillas de calabaza

- Son muy recomendables para las personas con osteoporosis, gracias a su contenido de zinc que ayuda a retrasar el deterioro de la densidad mineral ósea.
- Ayudan a las personas con artritis, reduciendo la inflamación.
- Favorecen la salud de la próstata y pueden ayudar con las dificultades para orinar causadas por una próstata agrandada.
- Pueden disminuir el riesgo de padecer cálculos renales.
- Colaboran en el tratamiento para la nefritis y otras condiciones asociadas con el sistema urinario. Esto se debe a su contenido en cucurbitina, un aminoácido esencial que, según algunos estudios, también mejoran el funcionamiento de la vejiga.
- Ayudan a reducir los niveles de colesterol malo, gracias a su contenido de "fitosteroles".
- Pueden brindar protección contra ciertos tipos de cánceres.

- Funcionan como un potente antidepresivo, ya que contiene L-triptófano que es un compuesto antidepresivo natural.
- Favorecen la producción de las hormonas del sueño (serotonina), ayudando a solucionar problemas de sueño y ansiedad.
- Se utilizan para combatir los parásitos intestinales.

Semillas de chía

Los beneficios nutricionales de la chía incluyen mucha fibra, una gran cantidad de ácidos grasos Omega 3 calcio orgánico que penetra en el hueso, antioxidantes e incluso proteínas.

Propiedades de las semillas de chía

- Propiedades energéticas que benefician a personas con fatiga crónica y deportistas. Contiene un alto contenido en proteínas saludables, varias vitaminas, minerales y calcio.
- Regula el azúcar en sangre. La chía retrasa la función de las enzimas digestivas en el proceso de asimilación de hidratos de carbono para convertirlos en azúcar, reduciendo el riesgo de diabetes tipo 2 y evitando los desajustes del azúcar en sangre.
- Ayuda a adelgazar . La acción saciante de las semillas, sobre todo tomadas en líquidos, perdura horas, lo que resulta muy beneficioso para las personas que estén haciendo dieta para perder peso.
- Muy beneficiosa para evitar el estreñimiento. El alto porcentaje de fibra y, concretamente de fibra soluble del chía, más la cubierta de gel de la semilla, hidrata el intestino y ayuda a evacuar de forma más fácil. Sus efectos laxantes se notan al cabo de una semana de consumir la chía de forma habitual.
- Reduce el colesterol y ayuda a la salud cardíaca. Se ha demostrado que la fibra soluble ayuda a reducir los niveles de colesterol en sangre.
- Las grasas y proteína que contienen ayuda a mantener las uñas, piel y cabello sanos. La chía ayuda a que la piel esté saludable, y las uñas y el cabello crezcan fuertes y sanos.

- La chía proporciona un aporte extra de energía y además gracias a su alto contenido en fibra y a su alto contenido en proteínas, aumenta la masa muscular y regenera los tejidos.
- Las semillas de chía ayudan a eliminar líquidos y toxinas, regulan la flora intestinal, previenen la oxidación celular y benefician a otras tantas funciones que nos mantienen bien por dentro y hacen que se note por fuera.

Calman el dolor de las articulaciones

¿Te duelen las articulaciones? Las semillas de chía son tus aliadas. Los ácidos grasos Omega 3 proporcionan propiedades antinflamatorias, por lo que si tomas chía diariamente notarás que se reduce notablemente el dolor de tus articulaciones.

Propiedades destacadas de las semillas de chía

- 5 veces más cantidad de calcio que la leche.
- 3 veces más cantidad de antioxidantes que los arándanos.
- 3 veces más cantidad de hierro que las espinacas.
- 2 veces más cantidad de fibra que la avena.
- 2 veces más cantidad de proteínas que cualquier verdura.
- 2 veces más cantidad de potasio que el plátano.

¿Cómo debes tomar la chía para que te proporcione todos los beneficios?

Puedes tomarla en cualquiera de tus platos porque no influye en su sabor. Yo te aconsejo tomarla en el desayuno, todos los días. Puedes añadirla a un té kuckicha, dejarla en remojo en el té durante al menos 10 minutos y tomarla poco a poco. También puedes incluirla en la leche vegetal del desayuno, dejando siempre que absorba líquido para poder ofrecerte todos sus beneficios.

¿Qué cantidad debes consumir al día?

1 cucharada al día.

Semillas de lino o linaza

Las semillas de lino o linaza son una excelente fuente de ácidos grasos poliinsaturados esenciales Omega 3 . Hasta un 75% de la composición de la semilla contiene omega 3, pero además tiene vitamina E, fibra e incluso enzimas digestivas.

¿Cómo tomar el lino o linaza?

Puedes molerlo o masticarlo porque es importante que estén bien triturados para poder absorber todas sus propiedades. Si las necesitas para ir mejor al baño es aconsejable que las tomes todos los días por la noche. Otra opción es dejarlas en remojo durante el día en un vaso con agua.

Puesto que nuestro organismo no puede sintetizar el Omega 3 es importante que incluyamos en nuestra dieta alimentos que lo contengan para no tener carencias nutricionales. Lo más beneficioso es combinar 1 parte de Omega 3 por 2 partes de Omega 6 (se encuentra en semillas, frutos secos como nueces o pipas de girasol), para que los ácidos grasos esenciales estén equilibrados y favorezcan las funciones de nuestro organismo. Por ejemplo, se puede tomar al día 1 cucharada de lino y 2 de semillas de girasol.

Propiedades de las semillas de lino o linaza

- Son ricas en Omega 3.
- Tienen un alto contenido en proteínas.
- Sus fitoquímicos fortalecen el sistema inmunológico.
- Contienen minerales como hierro, potasio, fósforo o magnesio.

Conclusión:

Tenemos a nuestro alcance muchísimas semillas y frutos secos, es evidente que nos aportan muchos beneficios, pero no podemos abusar de ellos. Las que hemos nombrado son importantes para tu dieta.

CAPÍTULO 2. COMIDAS Y CENAS

Proteínas, en su justa medida

Vamos a revisar los alimentos que debemos incluir en nuestras comidas y cenas. Son muchos y diferentes para cada país. No podemos hablar de todos ellos, nos vamos a referir a los más comunes y saludables.

Proteínas animales y vegetales

Sin proteínas no hay vida. Las proteínas son el material fundamental del que estamos hechos. Todas nuestras células, cada órgano de nuestro cuerpo son proteínas.

Las proteínas son moléculas de gran tamaño y están formadas por muchas células denominadas aminoácidos. El cuerpo humano necesita 20 aminoácidos para fabricar sus proteínas, unos los sintetiza el propio cuerpo y el resto debemos consumirlos en la dieta y te recuerdo que son aminoácidos esenciales para la vida.

Las fuentes principales de proteínas son:

- Cereales + legumbres.
- Carnes, pescados, y los subproductos de animales.
- Otras fuentes: levaduras, frutos secos, semillas, derivados de la soja, algas y seitan.

La carne

La carne es una buena fuente de proteínas, pero no debemos abusar de ella. Es mejor consumir carne de pollo de corral, jamón de bellota y carne de pavo ecológica. Elimina de tu dieta las carnes rojas ya que agotan al organismo y producen fatiga crónica.

Preferencias para elegir las proteínas

En el momento de elegir el menú semanal, debemos dar preferencia a algunos alimentos y dejar otros para ocasiones especiales. Las proteínas de origen vegetal deben prevalecer frente a las de origen animal. Este debe ser nuestro orden de preferencia:

Vegetales: cereales como el arroz integral, el mijo, la quinoa, el amaranto, el trigo sarraceno, con leguminosas, lentejas, azukis, garbanzos, frijoles, seitan, tofu, temphe, algas, frutos secos y polen.

Animales: en primer lugar pescados blanco y azul, carne de ave, pollo de corral, pavo, gallina, huevos, jamón serrano, fiambre de pavo y pollo. La carne roja, embutidos y lácteos deben ser testimonial y consumirlos una vez al mes como mucho.

Pollo de corral

Es una carne blanca, con poca grasa y nos interesa que sea de animales limpios, es decir, que no tengan en su organismo antibióticos ni hormonas.

Información nutricional del pollo:

	1 ración (140 g)
Calorías	307 kcal
Grasas	17.58 g
Proteínas	34.55 g
Carbohidratos	0.00 g

Azúcar	-- g
Fibra	-- g
Colesterol	109 mg

Pavo

La carne del pavo tiene como componente principal el agua ya que se presenta alrededor del 75% de su composición, convirtiéndolo en un alimento con pocas calorías. Una ración aporta 161 kcal aproximadamente. Le siguen sus proteínas de alto valor biológico, es decir, que contiene todos los aminoácidos esenciales que nuestro organismo necesita. Además, tiene poco contenido de grasa y colesterol lo que convierte al pavo en una de las mejores carnes magras del mercado.

Lo ideal es consumir carne de pavo ecológica pues su alimentación es más natural y libre de fármacos. Entre los minerales que componen el pavo destacan el magnesio, zinc y potasio el fósforo. Por su parte, en el apartado de vitaminas destacan las del grupo B, como la niacina, vitamina B6 y B12.

Información nutricional del pavo:

	1 ración (140gr)
Calorías	105 kcal
Grasa	0,99 g.
Colesterol	45 mg.
Sodio	46 mg.
Carbohidratos	0,00 g.
Fibra	0 g.
Azúcares	0 g.
Proteínas	24,12 g.

Vitaminas	**Vitamina A:** 2 ug. **Vitamina B12:** 0,52 ug. **Vitamina C:** 0 mg **Vitamina B3:** 11,57 mg
Calcio	8 mg
Hierro	1 mg.

La carne hay que tomarla en poca cantidad y a ser posible no todos los días. Para estar bien alimentados no es necesario comer carne ni incluso ningún alimento de origen animal.

Hay personas que no quieren o incluso no pueden ser vegetarianos. Pero sí que es cierto que si quieres ser vegetariano debes aprender cómo debe comer un vegetariano para no tener deficiencias ni carencias nutricionales, de lo contrario tu organismo puede enfermar. Basta con saber combinar de forma adecuada un cereal como el arroz, el mijo, el amaranto, la quinoa, la avena.. con una legumbre como las lentejas, los azukis, los garbanzos, las alubias o los frijoles.

Los aminoácidos que le faltan al cereal los aporta la legumbre. Lo adecuado son 3 partes de cereal por 1 de legumbre.

Otros alimentos vegetales ricos en proteínas son: El seitán, el tofu, los frutos secos, las semillas de chía, el polen, la levadura de cerveza y las algas.

El seitán (contiene gluten)

El seitán es una fuente de proteínas, hierro y sobre todo de calcio. Pero contiene gluten. Es bajo en sodio, no contiene azúcar, es muy digestivo y bajo en calorías. Recomendado para deportistas.

Información nutricional (por 100 g):

- 122 Kcal.
- Grasas 2 g

- Hidratos 2 g
- Proteínas 24 g
- Agua 72 g

El polen

El polen de abejas es un pequeño tesoro alimenticio del que cada vez se descubren más sustancias nutritivas. Su compleja composición contiene valiosas enzimas, vitaminas y minerales que hacen de él un complemento ideal para reforzar el sistema inmunológico, especialmente en épocas de cambio de estación.

Información nutricional

- Su alto porcentaje en hidratos de carbono lo convierten en un complemento alimenticio ideal en periodos de escasa energía.
- Contiene un 20% de proteínas (indispensables para el buen funcionamiento del organismo) y un gran número de minerales y oligoelementos que ayudan a la función celular, muscular y esquelética.
- Su aporte en vitamina A lo convierte en un buen aliado en fases de crecimiento y la vitamina B equilibra el sistema nervioso.

La levadura de cerveza

Es importante que sepamos diferenciar entre la levadura de cerveza apta para consumo humano y la levadura de cerveza virgen, cuya ingesta puede provocar trastornos gastrointestinales. También es importante matizar que no contiene alcohol, lactosa o gluten, ni ninguna clase de conservante o colorante, por lo que es un complemento alimenticio adecuado para los celíacos y las personas con intolerancia a la lactosa. Es rica en **vitaminas del grupo B**, las cuales inciden en el sistema nervioso y fortalecen el sistema inmunológico.

Debes evitarla si sufres gases intestinales derivados de sufrir de colon irritable o cándidas o infecciones repetitivas de orina.

Se han dado casos de alteraciones en la flora intestinal como diarrea y gases intestinales tras ingerir este suplemento.

Las algas

Todas ellas son ricas en proteínas de alto valor biológico.

Las algas Nori, espirulina, Dulse, algas azul- verde

Contienen gran cantidad de vitaminas del grupo B, A, C, E. Alto contenido en minerales y oligoelementos, hierro, calcio, magnesio, clorofila y ácidos grasos esenciales.

Podemos consumirlas en comprimidos, polvo y frescas. Las frescas las podemos añadir a nuestras comidas calientes o frías.

Si no quieres comer carne aún tienes otras alternativas como el pescado y los huevos.

Los pescados

El pescado debe sustituir a la carne en las comidas y cenas, se digiere mejor y es más saludable. Los pescados tienen menor concentración de proteínas que las carnes, se digieren mejor, apenas contienen colesterol, grasa. Contienen ácidos grasos poliinsaturados muy saludables para el sistema cardiovascular. Mejor cocinarlo al vapor o a la plancha.

Podemos encontrar diferentes tipos de pescados

Por su contenido total de grasa se pueden dividir en tres grandes grupos:

- **Pescado graso o azul** con un contenido en grasa mayor al 10%: atún, arenque y salmón.
- **Pescado magro o blanco** con bajo contenido en lípidos, menos de 5%: pescadilla, rape, dorada, lenguado, gallo, bacalao, lubina.

- **Pescado semigraso** con un contenido en grasa entre 5 y 10 %: sardinas, bonito, jurel, caballa, boquerón.

Los pescados tienen una cantidad moderada de colesterol. Contienen minerales como selenio, fósforo, flúor, yodo y algunas vitaminas del grupo B, A y D.

Por qué nos benefician los pescados

Por su aporte en omega 3, su gran digestibilidad y porque son muy sabrosos.

Qué pescados te recomiendo en tu tratamiento

Todos los pescados son adecuados y sobre todo debes elegir los que más te gusten para que te sea fácil su introducción en el menú semanal. Evita los de tamaño más grande porque pueden estar más contaminados.

Son muy importantes los pescados denominados azules, aportan gran cantidad de omega 3, nos ayuda a desinflamar las articulaciones y prevenir el cáncer.

El Salmón

Entre los beneficios del salmón más importantes destaca sobre todo su alto contenido en ácidos grasos omega 3, unas grasas saludables que entre otros aspectos ayudan a cuidar el corazón y mantener nuestro sistema cardiovascular y las arterias en un estado óptimo.

Además, es una gran fuente de vitaminas como la B12, B6, la niacina y minerales como el selenio, el magnesio y abundantes cantidades de calcio.

Entre otras cuestiones, ayuda a protegernos de apoplejías y cardiopatías, mientras que nos ayuda a mantener la salud del cerebro. Además de ser un pescado beneficioso para bajar el colesterol alto.

Es un poderoso alimento capaz de acabar con los dolores en las articulaciones, ya que ayuda a producir tejido en los cartílagos y a reducir inflamaciones del cuerpo cuando son producidas por enfermedades del corazón, la diabetes o la artritis. Gracias también a esos beneficios cardio-saludables, es un pescado que ayuda a bajar los niveles altos de tensión arterial.

Estos beneficios se multiplican en el aceite de salmón incluso más rico en ácidos grasos que ayudan a su vez a combatir las trombosis, el Alzheimer y la depresión.

La trucha

La trucha es un pescado bastante parecido nutricionalmente a la carpa. Podemos considerarlo como un pescado semigraso, ya que su contenido en grasas es realmente bajo en comparación con el denominado pescado azul. Es decir, la trucha es en realidad un pescado que se sitúa entre el pescado azul y el pescado blanco.

En este sentido, 100 gramos de trucha aportan 3 gramos de grasa y casi 90 calorías, de forma que nos encontramos ante un alimento bajo en grasas, e interesante en dietas de adelgazamiento.

Su aporte de **vitamina D** estimula la absorción de calcio y fósforo por el organismo contribuyendo al adecuado desarrollo de huesos y dientes, a la vez que favorece el crecimiento celular y fortalece al sistema inmune ayudando a prevenir infecciones.

Aporta proteínas de alto valor de manera que contiene todos los aminoácidos esenciales. También aporta vitaminas y minerales, aunque en cantidades algo menores en comparación con otros pescados. En relación a su contenido en vitaminas, aporta vitamina A, B2, B2 y B3. También contiene minerales, como el hierro, magnesio, potasio, fósforo y zinc.

La lubina

Podemos destacar sobretodo que nos encontramos ante un pescado blanco, que deberíamos considerar como uno de los más magros que existen. Esto significa que es un pescado con un bajísimo contenido en grasas, y por tanto en calorías.

100 gramos de lubina aportan sólo 1,5 gramos de grasa y apenas 85 calorías. Es rico en proteínas de buena calidad, de manera que aporta todos los aminoácidos esenciales.

Además de proteínas de alto valor biológico también aporta una mayor cantidad de vitaminas y minerales en comparación con otros peces, por lo que nos encontramos ante un pescado muy nutritivo.

La lubina, al ser un alimento rico en fósforo, ayuda a mantener nuestros huesos y dientes sanos así como una piel equilibrada ya que ayuda a mantener su PH natural. Por su alto contenido en fósforo este pescado ayuda a tener una mayor resistencia física. Este mineral, contribuye también a mejorar las funciones biológicas del cerebro.

La Merluza

La merluza es un pescado blanco. Se trata de un alimento que apenas aporta grasas, 100 gramos de merluza solo aportan 1,8 gramos de grasa; y por eso también tiende a ser calificado con el nombre de pescado magro.

Es un alimento ideal en dietas bajas en grasas, especialmente para personas que deben bajar su colesterol, o se encuentran siguiendo una dieta hipocalórica (baja en calorías) con el objetivo de bajar de peso y adelgazar.

Es un alimento sumamente rico en proteínas de buena calidad. Aporta cerca de 12 gramos de proteínas de alto valor nutricional. Además, entre las vitaminas que encontramos en su carne destacan sobretodo vitaminas del grupo B, como la vitamina B1, B2, B3, B9 o ácido fólico y B12, y minerales como el fósforo, potasio, zinc, magnesio, yodo y hierro.

No podemos hablar de todos los pescados y sus innumerables beneficios, pero como has podido ver introducir pescado en nuestra dieta tiene muchos beneficios, una dieta sin pescado es una dieta pobre en ácidos grasos esenciales.

Los huevos

Partamos de una idea básica, si un grano de arroz es una planta en potencia, un huevo es un pollo en potencia. Por tanto, un huevo es un alimento súper completo. Es rico en hierro y contiene todos los aminoácidos que necesita el ser humano.

Según la filosofía oriental, los huevos producen contracción en nuestros órganos, los científicos también lo respaldan. La yema de huevo contiene grasas saturadas y colesterol que pueden dañar el hígado y el sistema cardiovascular. La clara contiene muchas proteínas concentradas que dañan los riñones.

La cantidad de huevo recomendable es 1 ó 2 a la semana, teniendo en cuenta los huevos "invisibles" que están escondidos en postres, flanes, salsas...

Composición nutricional La siguiente tabla nos explica la composición nutricional en 100 gramos:

	Valor nutricional medio cada 100 g
Agua	73.8 g
Valor calórico	159 kcal
Proteínas	12.9 g
Glúcidos	0.6 g
Lípidos	11.7 g
Colesterol	550 mg
Hierro	2.7 mg
Calcio	58 mg

Magnesio	13 mg
Fósforo	221 mg
Potasio	144 mg
Sodio	121 mg
Vitamina A	202 microgr
Vitamina B2	0.35 mg
Vitamina B6	0.12 mg

Los lácteos

De los lácteos hemos hablado de forma breve en el capítulo dedicado a los desayunos. Los lácteos parecen imprescindibles en cualquier dieta, gracias a la publicidad nos hacen creer que sin lácteos nuestro organismo se verá privado del calcio necesario para el buen mantenimiento de huesos y dientes. Además de la creencia de que los niños no crecen si no toman grandes cantidades de ellos. Lo que no nos cuentan esas publicidades son los efectos adversos que tienen esos lácteos en nuestro sistema digestivo desde la boca al ano.

Ahora parece estar de moda eliminar la lactosa de los lácteos y nos hacen creer que con ello eliminamos el problema. Es cierto que la mayoría de adultos y muchos niños tienen intolerancia a la lactosa, pero al eliminarla seguimos consumiendo leche y con ella su problemática.

Nos afecta a nivel estomacal inflamando las mucosas digestivas. Nos afecta a nivel intestinal inflamando todo el intestino, provocando gases, diarrea, estreñimiento y enfermedades crónicas graves.

Información nutricional de la Leche entera

	1 ración (244 gr.)
Calorías	102 kcal

Grasas	2.37 g
Proteínas	8.22 g
Carbohidratos	12.18 g
Azúcar	12.69 g
Fibra	0.0 g
Colesterol	12 mg

Otras buenas fuentes de calcio son el perejil, el sésamo, las semillas de chía, los frutos secos, los berros, los dátiles, y las algas del mar (wakame, kombu, hijiki, arame, dulce).

Listado de alimentos ricos en calcio

Alimento	Miligramos de calcio por 100gr
Leche humana	33
Leche de vaca	118
Queso Cheddar	750
Queso fresco	94
Queso suizo	925
Salmón en lata	200 - 250
Sardinas en lata	300 - 438
Zanahorias cocidas	33

Verduras

Acelgas cocidas	73
Berro	151
Brócoli	130
coles	188

Hojas de diente de león cocidas	187
Hojas de nabo	184
Judías pintas	40
Nabos cocidos	40
Perejil	203

Semillas

Sésamo	1160
Almendras	254
Cacahuetes tostados	74
Nueces de Brasil	186
Nueces tostadas	83
Uvas pasas	62

Algas

Agar-agar	567
Dulse	296
Hijiki	1400
Kelp	1093
Kombu	800
Wakame	1300

Como podemos ver los lácteos no son el único alimento que contiene calcio, pero sí que es el menos indicado para tener una buena ingesta del mismo.

Las legumbres

Las legumbres son las semillas que nacen en las vainas de las plantas leguminosas. Su contenido en proteínas depende de si están secas o cocidas, entre 20% y el 10%. No tienen todos los aminoácidos esenciales, por ese motivo necesitan ser consumidas junto a otros alimentos como cereales y semillas.

También son ricas en hidratos de carbono, 50% en seco y 25% cocidas, contienen provitamina A y vitaminas del grupo B, niacina y tiamina. Son ricas en calcio, fósforo, potasio, magnesio y hierro.

Si te cuesta digerir las legumbres prueba a cocinarlas con poca grasa, añade un trozo de alga Kombu. También las puedes pasar por un chino o pasa purés y, sobre todo, debes salivarlas mucho.

Para evitar esos molestos gases vamos a activar las semillas

Los antinutrientes que contienen estos alimentos para protegerse se neutralizan cuando activamos las semillas con humedad y calor. Debemos germinar las semillas, es muy fácil y en unos días te acostumbras.

Cuando germinamos una semilla activamos la vida y con ello su valor nutricional, además es más fácil su digestión.

Remojar las legumbres

Desde siempre nuestras madres y abuelas han remojado las legumbres antes de su cocción, esto facilita su digestión y que al cocerlas sea más fácil.

¿Cuánta agua necesitan para su remojo?

Con el remojo las legumbres doblan su tamaño, hay que poner cuatro partes de agua por una de legumbres, el efecto es más eficaz si el agua esta templada.

¿Cuál es el tiempo de remojo adecuado?

Legumbres

- Azuki, frijoles negros, garbanzos, guisantes, judías, soja y judías mungo necesitan de 8 a 12 horas en remojo. Vamos a añadir un activador que puede ser limón o vinagre.
- Las lentejas necesitan entre 4/8 horas sin ningún activador.

Frutos secos

- Almendras 8/12 horas activadas con un poco de sal.
- Avellanas y nueces pecanas 4/8 horas activadas con sal.
- Nueces 4/8 horas activadas con limón o vinagre.

Semillas

- Alfalfa 4/8 horas no necesitan activador.
- Fenogreco 6/8 horas no necesitan activador.
- Semillas de calabaza 4/8 horas activadas con sal.
- Semillas de girasol 2/4 horas activadas con sal.
- Sésamo se activa al tostarlo ligeramente durante 5 minutos.
- Semillas de chía 20 minutos en agua o leche vegetal siempre caliente.
- Semillas de lino 12 horas activadas en agua.

Cereales

- Arroz integral y salvaje 8/12horas activado con limón o vinagre.
- Avena, cebada, centeno y espelta 6/8 horas activados con limón o vinagre.
- Kamut, trigo, mijo y trigo sarraceno 6/8 horas activado con limón o vinagre.
- Maíz 8/12 horas activado con limón o vinagre.

- Quinoa 2/4 horas activada con limón o vinagre.

5 pasos a seguir para activar los alimentos

1. Lavar las semillas que deben ser crudas e integrales.

2. Remojar en agua cubiertas 3-5 veces su volumen a temperatura ambiente.

3. Añadir un activador(cada una de ellas tiene el suyo) 1 cucharada de zumo de limón o vinagre de manzana por litro para legumbres y cereales. 1 cucharadita de sal para semillas oleaginosas y frutos secos(tal como te indico antes).

4. Volver a lavar con un colador y enjuagar de nuevo con agua limpia, unas gotas de limón o vinagre para desinfectarlas y deshechar el agua de remojo.

5. Es el momento de usar o guardar las semillas, se conservan en el frigorífico hasta 3 días y varios meses si además las deshidratas. Puedes germinar durante 3/5 días según cada semilla.

¿Qué conseguimos con la activación?

Conseguimos asimilar mejor esas semillas, que las legumbres nos sienten mejor y evitemos los gases. Además son más nutritivas.

¿Qué podemos preparar con semillas activadas?

- Germinados y con ellos pan, añadir a las ensaladas…

- Leches vegetales con semillas y frutos secos: una vez activados se trituran con agua y se filtran con una bolsa para leches vegetales, ideal para desayunos y meriendas sin aditivos ni conservantes.

- Patés y mantequillas: triturando los frutos secos, semillas y granos activados se obtienen deliciosos patés vegetales para untar. También preparar hummus de garbanzos activado y germinado.

- Panes y crackers: que se elaboran con masas hechas a base de semillas activadas y germinadas que podemos deshidratar al sol.

- Quesos veganos: añadiendo los frutos secos activados en agua fermentada (rejuvelac) se elaboran quesos veggie ricos en probióticos.

Las más conocidas son:

Las judías

La judía blanca es un alimento sin colesterol y por lo tanto, su consumo ayuda a mantener bajo el colesterol.

Propiedades nutricionales

Valor nutricional	100gr
hierro	6,20 mg
proteínas	21,10 g.
calcio	113 mg.
yodo	1,80 mg.
zinc	34,70 g.
carbohidratos	34,70 g.
sodio	15 mg.
vitamina A	67 ug.
vitamina B1	0,50 mg.
vitamina B2	0,12 mg.

vitamina B3	5,28 mg.
vitamina B5	0,87 ug.
vitamina B6	0,41 mg.
vitamina C	2,50 mg.
vitamina E	0,21 mg.
vitamina K	19 ug
calorías	284 kcal.
grasa	1,60 g.
azúcar	2,01 g.
purinas	128 mg.

Beneficios de la judías blancas

La judías blancas son ricas en potasio y por ello nos ayudan a tener una buena circulación sanguínea y regulan la presión arterial. Es un alimento beneficioso para personas que sufren hipertensión. El potasio que contiene este alimento ayuda a eliminar la retención de líquidos y puede ayudar a prevenir enfermedades reumáticas o artritis.

Tomar judías blancas, al estar entre los alimentos ricos en fibra, ayuda a favorecer el tránsito intestinal. Además es recomendable para mejorar el control de la glucemia en personas con diabetes, reducir el colesterol y prevenir el cáncer de colon.

La judías blancas, al ser un alimento rico en fósforo, ayudan a mantener nuestros huesos y dientes sanos así como una piel equilibrada ya que ayuda a mantener su PH natural.

El ácido fólico o vitamina B9 de la judías blancas, hace de éste un alimento muy recomendable para su consumo en etapas de embarazo o de lactancia.

Lentejas

Las lentejas, igual que el resto de legumbres, se caracterizan por ser alimentos con una alta concentración de nutrientes. Son una gran fuente de proteínas y también de hidratos de carbono, en concreto, son ricas en almidón, un tipo de carbohidrato que proporciona gran cantidad de energía.

Otra ventaja de las lentejas es su aporte de fibra, y su bajo contenido en lípidos, lo que las convierte en aliadas de quienes han de hacer dieta para controlar su peso.

Tiene un buen aporte de hierro que asimilamos muy bien. Lo mejor es consumirlas junto a un cereal, como el arroz integral, así se obtiene una proteína completa y muy saludable.

Propiedades nutricionales de las lentejas

Además, esta legumbre es rica en vitaminas A, B1, B2, B3, B6, C y E. Posee minerales como potasio, fósforo, calcio, hierro, magnesio y sodio. Y otros nutrientes esenciales como ácido fólico y antioxidante que protegen a las células de nuestro organismo contra la oxidación.

Garbanzos

El alto contenido en zinc de los garbanzos facilita a nuestro organismo la asimilación y el almacenamiento de la insulina.

El zinc que contiene este alimento, contribuye a la madurez en el desarrollo y ayuda en el proceso de crecimiento, además de ser beneficioso para el sistema inmunitario, la cicatrización de heridas y ayuda a metabolizar las proteínas. Al ser rico en zinc, este alimento también ayuda a combatir la fatiga e interviene en el transporte de la vitamina A a la retina.

Propiedades nutricionales

Su alto contenido en hierro hace que los garbanzos ayude a evitar la anemia ferropénica o anemia por falta de hierro. Los garbanzos contienen una gran cantidad de nutrientes, vitaminas y minerales.

Una ración de 100 g de garbanzos cocidos sin sal contiene 27,42 g de carbohidratos, lo que ayuda a crear energía, 7,6 g de fibra dietética que es buena para la salud cardiaca y para un sistema digestivo saludable, 2,59 g de grasas y 8,86 g de proteínas. Los garbanzos también contienen vitamina A, tiamina, riboflavina, niacina, ácido pantoténico, vitamina B6, folato, vitamina C, vitamina E y vitamina K. Los minerales contenidos en los garbanzos son calcio, hierro, magnesio, fósforo, potasio, sodio y zinc.

Habas o habichuelas

Son ricas en proteína vegetal de excelente calidad biológica. También poseen hidratos de carbono que nos dan energía, fibra que nos ayuda a regular el tránsito intestinal y su contenido en grasas es casi nulo, por lo que resultan ser un alimento excelente y muy saludable para las personas que estén haciendo dieta para adelgazar o que vigilen su peso.

Son también ideales para mantener a raya los niveles de colesterol LDL (el malo) en sangre protegiendo la salud de tu corazón. No podemos olvidar las habas como una fuente de minerales a tener en cuenta. En particular destaca su riqueza en hierro, esencial para el transporte de oxígeno en la sangre, y para la formación de glóbulos rojos.

Propiedades nutricionales

Importante también su contenido en vitamina B1 (tiamina), indispensable para el correcto funcionamiento del sistema nervioso y para el metabolismo energético. Las habas son una fuente importante de ácido fólico. Los folatos pertenecen a la familia de las vitaminas del grupo B, que son esenciales para el metabolismo y para asegurar que no nos falte energía. Ricas también en vitamina

A, que nos ayuda a lucir una piel joven y radiante y mantener una buena vista.

Guisantes secos

Los guisantes pertenecen a la familia de las leguminosas, como las lentejas y, por tanto; poseen una cantidad extraordinaria de proteínas de calidad para el consumo humano. Al igual que ocurre con las lentejas, los guisantes necesitan que se consuman con otro cereal, como el arroz, para obtener una proteína completa para que el cuerpo las asimile de la forma correcta.

Propiedades nutricionales

Propiedades nutricionales	100gr
hierro	5 mg.
calcio	72 mg.
yodo	2 mg.
carbohidratos	41,20 g.
sodio	26 mg.
vitamina A	42 ug.
vitamina B2	0,27 mg.
vitamina B3	10,33 mg.
vitamina B6	0,12 mg.
vitamina B7	19 ug.
vitamina C	2 mg.
vitamina E	0,39 mg.
fósforo	375 mg.
calorías	302,40 kcal.
grasa	1,44 g.
azúcar	3,11 g.
purinas	95 mg.

Los guisantes secos son un alimento sin colesterol y por lo tanto, su consumo ayuda a mantener bajo el colesterol, lo cual es beneficioso para nuestro sistema circulatorio y nuestro corazón.

Azukis

El Azuki destaca por su alto contenido en proteínas. De hecho, se convierte en una de las legumbres más ricas en proteínas gracias a su alto contenido en proteínas vegetales (en torno al 20% aproximadamente).

Así mismo, también es sumamente rica en hidratos de carbono y con una cantidad en grasas no muy alta, aunque es aconsejable consumirla en cantidades moderadas. Ayuda a conseguir un correcto funcionamiento de los riñones.

Propiedades nutricionales

Nivel nutricional por	80gr
magnesio	29% necesidades diarias
vitamina B1	30%
hierro	35%
fósforo	38%
ácido fólico	249%
fibra soluble	10 g
proteína	16 g.
hidratos de Carbono	50 g. de Hidratos de Carbono
Calorías	263

- Aporta en menor cantidad Calcio y como comenté antes contiene muy pocas grasas.

Y entre sus beneficios encontramos:

Facilita los procesos digestivos y favorece el desarrollo de la flora intestinal. Su aporte en tiamina o vitamina B1, la hace perfecta para procesos de desintoxicación. Protege nuestro corazón y estimula el funcionamiento de nuestro riñón, ayuda a regular el azúcar en sangre. Es altamente aconsejable durante el embarazo por su riqueza en minerales, así como su capacidad de estimular la leche materna.

La soja y sus derivados

La soja es el alimento de origen vegetal más proteico. Contiene gran cantidad de lípidos poliinsaturados, minerales como el calcio, hierro y algunas vitaminas.

La sustitución de proteína animal con la proteína de soja, también puede ayudar a nuestro organismo a prevenir la pérdida de calcio de los huesos. Resulta destacable su aporte en isoflavonas, para evitar los efectos de la menopausia. En los países en los que se consume mucha soja, los índices de enfermedades cardiovasculares son relativamente bajos.

Propiedades nutricionales

Propiedades nutricionales	100gr
vitamina B6	1 mg.
vitamina B5	1,90 ug.
vitamina B1	0,61 mg.
magnesio	220 mg
zinc	4,20 mg
potasio	1799 mg
fibra	22 g
proteínas	34,74 g.

hierro	6,60 mg.
calcio	201 mg.
yodo	6,30 mg.
carbohidratos	6,29 g.
sodio	4,70 mg.
vitamina A	63,40 ug.
vitamina B2	27 mg.
vitamina B3	7,90 mg.
vitamina C	3 mg.
vitamina E	1,50 mg.
vitamina K	39 ug.
calorías	373 kcal.
grasa	18,30 g.
azúcar	5,67 g.
purinas	190 mg.

A pesar de ser un alimento rico en grasas no contiene colesterol, pero si tiene lecitina y ácidos grasos poliinsaturados que ayudan a combatirlo.

A tener en cuenta:

Los productos NO FERMENTADOS de la soja, presentan dificultades con la absorción intestinal del hierro, por lo que no deben ser consumidos por personas que sufren anemia ferropénica.

El miso

Lo encontramos en forma de pasta. Se obtiene de la fermentación de la soja pura o en combinación con arroz o cebada (la cebada tiene gluten). Por su contenido en sal debe ser utilizado en muy pequeñas cantidades. Además, es un alimento medicamento, es alcalinizante y depurativo de la sangre.

Puedes encontrarlo en tres formatos:

Hatcho; elaborado solo con soja y sal en menos cantidad.
Genmai; preparado con arroz.
Mugi; preparado con cebada.

Nos aporta gran cantidad de enzimas digestivas.

El tofu

Es el nombre japonés para definir queso de soja. Tiene un altísimo contenido de proteínas vegetales de buena calidad. Además contiene los diez aminoácidos esenciales en cantidades suficientes. Contiene incluso más calcio que la leche. Es un alimento con bajo aporte calórico y no tiene lactosa, gluten ni colesterol.

Por su contenido en calcio se recomienda el tofu para mujeres que estén pasando por la menopausia. También es recomendables para los niños en edad de crecimiento o para la gente con osteoporosis.

Propiedades nutricionales

Propiedades nutricionales	100gr
calorías	89gr
Proteínas	8,8gr
Grasas	4,78gr
Fibra	0,30gr
Azúcar	1,60gr
Calcio	87mg
Hierro	3,7mg
Sodio	3,8mg

Potasio	94mg
Fósforo	97mg
Vitamina A	2,16 ug
Vitamina C	0,10mg
Vitamina B3	2,20mg

CAPÍTULO 3. LAS GRASAS

Alimentos ricos en lípidos

Con el nombre de lípidos conocemos a las grasas. Sus funciones son muy importantes en nuestro organismo. Protegen a los órganos internos como hígado, riñones, corazón, nos aíslan del frío, otros forman parte de las membranas celulares, fosfolípidos, colesterol. Ayudan a sintetizar vitaminas y hormonas.

Los podemos dividir en aceites, cuando son de origen vegetal y grasas cuando son de origen animal. En grasas saturadas que se encuentran principalmente en el tejido animal.

Aunque te parezca raro las grasas son muy saludables. Son esenciales para poder disfrutar de una buena salud. Por supuesto que no todas las grasas son igual de sanas, pero ciertas grasas reducen el riesgo de sufrir cáncer, problemas del corazón, alergias, artritis, eczema, depresión, fatiga, síndrome premenstrual…. Si no aportas a tu organismo las grasas que necesita puedes ver como algunas enfermedades entran y te enferman.

Las grasas más abundantes en el cuerpo son los triglicéridos. Tenemos una gran capacidad de guardar triglicéridos en nuestras células grasas, es ilimitado, y **si abusamos de los carbohidratos, proteínas o grasas en nuestra dieta se convierten en triglicéridos almacenados en el tejido adiposo.**

Otra cosa que seguramente desconoces es que los azúcares, glucosa, dextrosa, las féculas, sobre todo las refinadas, harinas, arroz, pasta, cereales de desayuno… se pueden convertir en grasas saturadas aumentando el nivel de colesterol en sangre.

Las grasas vegetales

Aceites de origen vegetal

Los mejores aceites son de oliva y coco no hidrogenado.

Propiedades del aceite de oliva

Es muy rico en ácidos grasos monoinsaturados y ácidos grasos poliinsaturados, grasas saludables que ayudan a mantener buenos niveles de colesterol HDL a la vez que reducen los niveles de colesterol LDL (también conocido como colesterol malo). Se trata, por tanto, de un alimento muy interesante a la hora de reducir el riesgo de enfermedades cardíacas.

El aceite de oliva se obtiene mediante un proceso muy simple: se prensan los frutos del olivo hasta extraerles el aceite. Es importante, al momento de adquirirlo, verificar que sea extraído de esta manera (la etiqueta en este caso suele decir "prensado en frío") y no mediante el uso de disolventes químicos. También hay que comprar aceite extra virgen, esto es, que no ha sido diluido con otros aceites de menor calidad. Por eso, es esencial adquirirlo en tiendas especializadas y de confianza , ya que a veces el mercado de los aceites de oliva suele ser bastante fraudulento.

En uso interno, el aceite de oliva sirve de gran ayuda para mejorar diversas dolencias, como pueden ser:

- Combatir el estreñimiento mediante su consumo en crudo
- Combatir la arterioesclerosis
- Facilitar el vaciado de la vesícula biliar, lo que trae consigo un efecto digestivo, al producirse la evacuación de la bilis en el intestino durante la digestión
- Combatir los efectos de las intoxicaciones alimentarias
- Regular la tensión arterial, combatiendo la hipertensión

- Combatir el colesterol

En uso externo, el aceite de oliva se utiliza en los siguientes casos:

- Curar heridas, llagas o cualquier otra afección de la piel, ya que actúa sobre ella suavizándola e hidratándola
- Para el cuidado de las uñas
- Realizar masajes para activar la circulación y ayudar a descansar los pies del esfuerzo de largas caminatas o del calor
- Reblandecer los tapones de cera que pueden producirse en los oídos, para facilitar su extracción
- Calmar las encías doloridas en los bebés cuando les salen los dientes.
- Mejorar algunas afecciones de la piel, como la rosácea mediante la aplicación de tres o cuatro minutos de masajes diarios con aceite de oliva
- El zumo de limón mezclado con el aceite de oliva ayuda a prevenir las estrías durante el embarazo
- Lubricar la vagina cuando se presenta sequedad vaginal
- Elaborar cremas para el cuidado del cutis, como elaboración de mascarillas, cremas limpiadoras o cremas nutritivas que actúen sobre la sequedad de la piel y la aparición de arrugas.

Aceite de coco no hidrogenado

El aceite o manteca de coco posee más de un 90% de aceites saturados y se obtiene de la carne o pulpa del coco. Uno de sus componentes es el ácido láurico, el cual ofrece muchos beneficios a nuestra salud, entre otros, para eliminar bacterias patógenas o algunos virus como cándidas. Otro componente que posee son ácidos fenólicos antioxidantes, que nos protegen ante los radicales libres y enfermedades cardiovasculares.

Es importante que utilices un aceite de coco de primera presión en frío con certificación ecológica o bio y si quieres utilizarlo para consumo alimentario asegúrate de que en la etiqueta se indique claramente que sea apto para uso interno. Lo puedes encontrar en el mercado con sabor a coco y con sabor neutro. Resguarda de la luz solar, mejor lo guardamos en el armario de la cocina.

Propiedades y usos medicinales del aceite de coco

- Tiene propiedades antibacteriana, antifúngica y antiséptica.
- Mejora y facilita las digestiones pesadas.
- Tiene un factor de protección solar 7.
- Ayuda a aliviar los síntomas de la menopausia, como sudores, sofocos, insomnio, fatiga, etc.
- Posee acción antiinflamatoria.
- Cuida nuestra salud oral al evitar la formación de placa dental y caries
- Por su poder para eliminar hongos se utiliza para combatir la candidiasis, ayudando en el tratamiento y prevención de las infecciones repetitivas de orina.
- Es una excelente fuente de energía, cuando lo ingerimos pasa al hígado y se transforma en energía directamente, al contrario de otros aceites.
- Favorece la digestión de las grasas, algo que beneficia especialmente a las personas que no tienen vesícula biliar.
- Se utiliza para eliminar los piojos.
- Favorece el buen funcionamiento del sistema inmunológico.
- El aceite de coco estimula el metabolismo. Este aceite se transforma en energía cuando se metaboliza en el hígado.
- Es muy eficaz para cuidar la piel después del afeitado o depilación
- Refuerza la función tiroidea. Este aceite sube la temperatura corporal y aumenta su metabolismo.
- En cosmética lo podemos utilizar para retirar el maquillaje al tiempo que cuidamos la piel de forma natural.
- Está recomendado especialmente para personas con diabetes pues el aceite de coco no produce picos de insulina en sangre.
- Reduce las posibilidades de padecer enfermedades cardiovasculares.

- Se han llevado a cabo estudios sobre el consumo de aceite de coco y enfermedades como Alzheimer, demencia senil, Parkinson, entre otras, que han mostrado que los pacientes mejoraban su memoria y capacidades cognitivas.
- Un estudio realizado con personas con sobrepeso, mostró que el aceite de coco favoreció la eliminación de grasa abdominal.
- Cuida la salud general de la piel, retrasando la aparición de las arrugas de expresión así como los daños de los radicales libres, evitando la descamación, sequedad y rojeces.
- Equilibra los niveles de colesterol.
- Aporta brillo y vitalidad al cabello estropeado.
- Combate la caspa y otros problemas del cuero cabelludo.

Aceites poliinsaturados

Se llaman así los ácidos grasos esenciales y son esenciales porque lo son para la vida. Entre ellos se encuentra:

- El ácido linoleico, omega6, que son aceite de girasol, maíz, calabaza, soja, sésamo, onagra, borraja, semillas de grosella todos ellos en forma de aceite.
- El ácido alfa-linolénico omega3, aceite de lino, nueces, chía y pescado azul.

Estos aceites una vez metabolizados si el cuerpo se encuentra en un estado de salud óptimo, ejercen un poderoso efecto sobre la salud.

Estos últimos son muy importantes, debemos consumir más alimentos ricos en **Omega3 y menos en Omega6.**

Son llamados ácidos grasos esenciales y como su nombre indica son muy importantes para mantener una buena salud.

La importancia de estos ácidos grasos radica en que forman parte de las paredes celulares y aseguran su estabilidad.

¿Dónde se encuentran los Omega 6?

Aceite de girasol, maíz, calabaza, soja, sésamo, onagra, borraja, semillas de grosella.

¿Dónde se encuentran los Omega 3?

Aceite de lino, semillas de chía y lino, nueces y pescado azul, principalmente.

La gran virtud de estos aceites es que si nuestro organismo se encuentra en buena forma, los metaboliza y convierte en prostaglandinas, que ejercen un poderoso efecto en nuestra salud.

¿Qué efectos tienen las prostagladinas en nuestra salud?

Debemos distinguir tres tipos de prostagladinas: PG1, PG2 Y PG3.

Las PG1 Y PG3 cumplen las siguientes funciones y son muy importantes:

- Regulan el flujo de sustancias dentro y fuera de las células.
- Reducen la formación de plaquetas.
- Bajan la presión sanguínea y el colesterol.
- Regulan la presión de los ojos, articulaciones y vasos sanguíneos.
- Drenan los riñones.
- Regulan la división celular y previenen el cáncer.
- Previenen inflamaciones.
- Regulan la respuesta al dolor.
- Regulan la inflamación y la hinchazón.
- Ayuda a que la insulina sea más efectiva.
- Refuerzan la función de los nervios y del sistema inmunitario.
- Regulan el metabolismo del calcio.
- Se encargan de movilizar las grasas saturadas.

Es muy importante no producir PG2 en exceso puesto que:
- Promueven la coagulación.

- Inducen la retención de sal y agua y el aumento de la presión sanguínea.
- Favorecen la inflamación.
- Favorecen la retención de líquido en el cuerpo.

¿Cómo regulamos su producción?

La mejor forma de controlar su producción es generando más cantidades de las PG1 Y PG3, y lo conseguimos aumentando el consumo de alimentos ricos en Omega3 y consumiendo con moderación alimentos ricos en Omega 6.

En los últimos años ha habido un aumento muy considerable del consumo de Omega 6 a consecuencia de los alimentos "light" y "sanos" ya que hay más alimentos que contienen aceites de girasol, maíz y sésamo como la margarina, los productos de bollería, hamburguesas vegetales, panes de semillas, el tahín, las mayonesas, patatas fritas congeladas.

Hemos producido un desequilibrio en la proporción de Omega 6 y Omega 3.

Debemos regular ese desequilibrio consumiendo más pescado azul y semillas de lino ya que contienen gran cantidad de Omega 3.

Los signos de deficiencia de Omega 6:

- Eczema o problemas en la piel.
- Degeneración del hígado y riñones.
- Excesiva sudoración acompañada de sed.
- Susceptibilidad a las infecciones.
- Incapacidad para cicatrizar o curar heridas.
- Esterilidad en los hombres.
- Abortos espontáneos en mujeres.
- Artritis y enfermedades relacionadas.
- Problemas cardiovasculares.

Los signos de deficiencia en Omega 3:

- Debilidad.
- Pérdida de visión.
- Pérdida de la capacidad de aprendizaje.
- Descoordinación.
- Cosquilleo en brazos y piernas.
- Cambios de comportamiento.
- Triglicéridos altos
- Presión sanguínea alta.
- Inflamación crónica.
- Edema o retención de líquidos.
- Piel seca.
- Deterioro mental.
- Metabolismo lento.
- Problemas de inmunidad.

¿Cómo podemos obtener un nivel óptimo de grasas?

- Toma diariamente , semillas de sésamo, girasol, chía, calabaza, lino.
- Come pescado tres veces a la semana, trucha, salmón, sardinas, arenque, caballa.
- Come una dieta variada y rica en vegetales, frutas, legumbres, granos integrales, algo de soja, frutos secos.
- Incluye en la dieta suplementos de Omega 3, 6 y 9.
- Incluye vitaminas B6, B3, C, A.
- Incluye minerales, cinc, calcio y citrato de magnesio.
- Incluye frutos secos y semillas crudos y sin piel.
- Evita el consumo de lácteos, bollería, grasas hidrogenadas como margarinas y comidas fritas.
- Cocina siempre con aceite de oliva, rico en Omega 3.
- Evita el azúcar, pasta de trigo, arroz blanco y féculas refinadas.

Sé que es un mundo muy complejo reconocer si estamos siguiendo pautas saludables en nuestra dieta. Hay personas que toman margarina convencidas de que es sana, otras evitan los frutos secos porque piensan que engordan, otros eliminan la grasa y aceite por el mismo motivo, pero siguen comiendo harinas refinadas, sin saber que éstos pueden ser la causa de tener los triglicéridos altos.

Las grasas pueden ser saludables, es cuestión de saber utilizarlas.

CAPÍTULO 4. LAS FRUTAS Y LAS VERDURAS

Las verduras

Las verduras no deben faltar en nuestra dieta, todos los días y en comida y cena debemos consumir este regalo de la naturaleza. A mediodía es interesante incluir siempre una buena ensalada de lechuga (cualquier variedad), cebolla, zanahorias y brotes de soja. Pero esa ensalada debe acompañar a otros platos de verduras cocinadas, legumbres, cereales... no debemos consumir la ensalada como plato principal y menos si estamos en invierno.

Numerosos estudios han demostrado que la ingesta diaria de verduras de hoja verde y las amarillas y naranjas ayudan en la prevención del cáncer y nos ayudan a eliminar tóxicos.

Vamos a revisar algunos grupos de verduras que son importantes en el tratamiento de salud que te proponemos.

Las crucíferas

El efecto protector de estas verduras es debido a los principios activos que contienen, fortalecen al organismo porque lo ayudan a eliminar tóxicos y ayuda a desintoxicarlo.

¿Qué verduras pertenecen a este grupo?

Col, coliflor, coles de Bruselas, brócoli, nabos estas son las más comunes y que debemos introducir en nuestra dieta.

Las plantas crucíferas son ricas en nutrientes, entre ellos, varios carotenoides, vitaminas C, E y K que fortalecen el sistema inmunológico y nos ayudan a afrontar el invierno con mayor energía y vitalidad. También son una reconocida fuente de fibra, folatos y minerales. Debemos destacar su aportación a la dieta de calcio asimilable por nuestros huesos, mejor que el de los lácteos.

Además, esta popular familia de vegetales contiene un grupo de sustancias llamadas *glucosinolatos*, responsables de su aroma penetrante y su sabor amargo, considerados como potentes antioxidantes que brindan protección contra enfermedades del corazón, del sistema nervioso e incluso ciertos tipos de cáncer. De hecho el *sulforafano* es uno de los componentes más estudiados debido a su actividad antioxidante y anti-cáncer.

El brócoli

Es uno de los alimentos denominados *superfoods* por las numerosas propiedades nutricionales que contiene y aporta a tu salud. Su alto contenido en vitaminas E, B, A, K y C, fortalece nuestro sistema inmunológico, mejora nuestra visión y previene enfermedades cardiovasculares.

Propiedades nutricionales
Dentro de su contenido mineral podemos destacar su aporte en potasio, y cantidades significativas de calcio, magnesio, zinc, yodo, selenio, azufre y hierro. Por otro lado, su alto contenido en fibra evita enfermedades del colon, y previene el estreñimiento.

Preparado al vapor es ideal y aporta todos sus nutrientes.

Las coles

Son ricas en azufre, también contienen arsénico, calcio, nitrógeno y yodo, nos sirven como aperitivo, gran fuentes de minerales y como **reconstituyente**. Es una buena fuente de hidrógeno para los que no consumen carne.

Propiedades nutricionales

- Son ricas en vitaminas, se usan para evitar el escorbuto, como revitalizante general y para mejorar la belleza de la piel.
- Al ser ricas en clorofila ayuda a la formación de hemoglobina y a combatir la anemia.
- Son muy útiles en caso de nefritis y para eliminar lombrices intestinales. Su verdadero poder germicida se obtiene de su jugo (usar una licuadora y tomar 30 gr. de su zumo al día).
- Aunque todos pensemos lo contrario, las coles son buenas para nuestros intestinos, ya que sus mucílagos junto a sus sales de azufre y de potasio podrán ayudar a que los intestinos tengan una buena salud. Tenemos que tener en cuenta que al hervirlas se pierden gran parte de sus cualidades, por ello se recomienda tomarlas al vapor o crudas. Recordar que también podemos elaborar chucrut un buen probiótico para nuestro intestino.
- Para los cólicos, debemos hervir las coles dos veces y la segunda vez añadirle aceite de oliva, cominos, sal y harina de cebada previamente hervida.
- Dicen que el agua de hervirlas ejerce un efecto positivo sobre el sistema nervioso y las articulaciones.

Las coles las podemos usar tanto de manera externa como interna.

- Para curar heridas antiguas, debemos lavarnos primero con agua caliente y después aplicarnos coles muy machacadas (podemos ponerlas directamente en la piel o contenidas en un gasa de algodón o similar).

- Podemos usar emplastos para combatir erupciones, heridas, úlceras y la artritis. Incluso en enfermedades que acompañan de fiebre.
- Para muchas dolencias se aconseja poner simplemente unas hojas de col directamente en la zona afectada durante una media hora. En mastitis durante la lactancia materna podemos preparar emplastes de sus hojas frescas y dejarlas reposar encima del pecho, funciona muy bien y alivia el dolor y la inflamación.

La coliflor

Es una gran fuente de vitamina C, fibra, **ácido fólico** magnesio, potasio y calcio y cuenta también con propiedades antioxidantes que ayudan a reducir el riesgo de padecer enfermedades cardiovasculares.

Son buenas en casos de retención de líquidos ya que favorecen la eliminación del exceso de líquidos, resultando también beneficiosa en casos de hipertensión.

Propiedades nutricionales

- Valores nutricionales de la coliflor
- Cien gramos de coliflor aportan: 22 calorías,
- 90 g. de agua,
- 3 g. de hidratos de carbono,
- 2,2 g. de proteínas, y apenas 0,2 g. de grasa.

Ideal para dietas de pérdida de peso.

Los nabos

Los grelos y las nabizas son las hojas de la planta del nabo, tienen un sabor bastante amargo y tienen más vitaminas y minerales que los propios nabos. Respecto al origen del nabo, se cree que proviene de plantas que crecían silvestres en el norte de Europa y Escandinavia, aunque también se piensa que podría ser originaria de Asia Central, por lo que ha sido un alimento esencial para algunos grupos étnicos europeos

Propiedades nutricionales

Contiene un 4,43 % de hidratos de carbono, un 0,9% de proteínas y un 0,1% de grasas. En cuanto a energía, sólo aporta 27 Kcal/100 g. En cuanto a vitaminas destaca una gran cantidad de vitamina C.

Pensemos que 100 g de nabo contienen 21 mg de esta vitamina, más de la tercera parte de las necesidades de un adulto. También aporta fibra, mucho potasio, algo de sodio y otros oligoelementos.

Las hojas del nabo, también llamadas grelos, contienen 190 mg de calcio (por cada 100 g.) Es, pues, la verdura más rica en este mineral e incluso tiene más que la leche. También aportan mucha fibra, provitamina A, vitamina C, folatos y hierro.

Dentro de las propiedades del nabo destaca la capacidad que tiene para eliminar el ácido úrico de la sangre a través de la orina, por eso es muy útil en casos de gota.

- Gracias a su escaso contenido de grasa y a su aportación de fibra es ideal en tratamientos para pérdida de peso.
- Facilita la digestión de alimentos fritos o grasos ya que favorece su metabolismo por parte del hígado. Para ello podemos acompañar estas comidas con un par de cucharadas soperas de nabo rallado crudo.
- Ideal para eliminar el exceso de líquidos y grasas del cuerpo (tomado en forma de sopa o infusión).
- Cabe destacar su alto contenido en antioxidantes, vitaminas y minerales.
- Su aporte de calorías es muy bajo así como el de hidratos de carbono.
- Ayuda a mejorar el tránsito intestinal.

Las coles de Bruselas

En algunos lugares también se las conoce a las coles de Bruselas con el nombre de repollitos.

Valor nutricional de las coles de Bruselas

De cada 100 gramos de coles, casi 90 son agua. Tiene unos 4 gramos de carbohidratos, 3.5 g de proteína vegetal y 1.5 de grasa. Cada 100 gramos de coles nos aportan casi 4 gramos de fibra.

Además las coles de Bruselas contienen vitaminas C, E, niacina o B3, riboflavina o B2, piridixina o B6, tiamina o B1, ácido fólico o B9 y carotenos. De los minerales resaltamos su contenido en potasio, fósforo, calcio, magnesio, sodio, hierro, zinc, yodo y selenio.

También se debe resaltar su contenido en fitoquímicos con compuestos azufrados (glucosinolatos).

Las coles tan solo aportan 45 kcal por cada 100 gramos, ideal para control de peso.

Al ser ricas en vitamina C y contener hierro, son excelentes para prevenir o mejorar los casos de anemia ferropénica.

Las alcachofas

La alcachofa es una de las fuentes vegetales más ricas en calcio, hierro, magnesio y potasio. Una alcachofa mediana proporciona 60 calorías y es un alimento con menos de 1 g de grasa. La alcachofa es un alimento libre de colesterol y bajo en sodio.

Propiedades nutricionales de la alcachofa.

- Buena fuente de vitamina C y ácido fólico. Una alcachofa mediana provee el 10% de vitamina C y el 27% de ácido fólico que necesita el cuerpo
- Baja en calorías y en índice glucémico por lo que es excelente para personas que están tratando de perder peso

- Las alcachofas contienen los fitonutrientes cinarina y silimarina, dos antioxidantes que promueven la producción de bilis y fortalecen el hígado
- Las alcachofas pueden ser una de las mayores fuentes de antioxidantes en la dieta

A tener en cuenta:

La alcachofa produce muchos gases intestinales, si eres sensible a la fructosa, tu intestino no la absorbe bien, debes evitarlas.

Las ensaladas

Cuando hablamos de ensaladas debemos hablar de las diferentes lechugas que con ellas se preparan. Una ensalada debe llevar solamente hojas de lechuga, cebolla, zanahorias, aceite de oliva y un pellizquito de sal del Himalaya.

Esto es una ensalada estupenda y saludable, cuando a esa ensalada le añadimos otros ingredientes como atún, huevo….deja de ser ensalada y ya es un primer plato. Las ensaladas nunca deben ser un primer plato. En algunas ocasiones especiales son un primer y único plato, deben acompañar a los verdaderos alimentos.

Las hojas verdes de la lechuga tienen efectos sedantes, pero mejor la consumimos a medio día, en la cena la debemos evitar, retienen líquidos.

Propiedades nutricionales

Unos 100 gramos de verdura proporcionan aproximadamente 15 calorías al organismo, por ello se recomienda mucho la lechuga en dietas de adelgazamiento.

- Aporta gran cantidad de Vitamina A, C, E, B1, B2, B3, y betacarotenos: Las hojas frescas de la lechuga tiene gran cantidad de vitamina A, y beta carotenos. Si consumimos 100 gramos de lechuga fresca al día, nos aporta la cantidad necesaria recomendada de vitamina A, y betacarotenos en el organismo.

- Tiene propiedades antioxidantes: La vitamina A, ayuda a mantener sanas las mucosas del organismo, ayuda a mejorar la piel y la visión. Al contener una gran cantidad de vitamina A, aporta al organismo una gran fuente de antioxidantes.
- Contiene vitamina K: La lechuga contiene vitamina K, que tiene un papel muy importante en el metabolismo óseo, y junto con el calcio y fósforo ayudan en el crecimiento de la masa ósea del organismo y previene la osteoporosis. Estudios han demostrado que la vitamina K tiene un papel muy importante en la enfermedad de Alzheimer.
- Aporta oligoelementos: La lechuga contiene grandes oligoelementos como el selenio, que ayuda a prevenir al organismo de contraer ciertos tipos de canceres, como el de pulmón, colon y próstata.

El calabacín

El calabacín, también llamado zucchini, **está compuesto de un 95% de agua.** Este alimento no tiene ningún contenido calórico, por este motivo es altamente benéfico para el organismo.

Es ideal para dietas de adelgazamiento, para depurar el organismo y eliminar líquidos retenidos. Lo ideal es combinarlo con cebolla. En estudios realizados con este producto, se ha demostrado que 100g, de calabacín sólo aportan 15g, de calorías, pero en cambio contiene una muy buena cantidad de minerales y oligoelementos. También contiene fósforo, potasio, magnesio y calcio.

Propiedades nutricionales

El calabacín además posee una muy buena cantidad de vitaminas excelentes para la buena salud y apariencia de la piel. También se debe tener en cuenta que no se debe pelar. Según las investigaciones 100g de calabacín contienen 7mg, de vitamina C; esta misma cantidad ofrece 0,35g, de vitamina B3 y de provitamina A. Esta verdura es rica en fibras, ya que contiene entre 0,5g y 1,5g en los mismos 100g.

Los ajos

El ajo pertenece a la familia de las Liliáceas, que abarca unas 3.500 especies de plantas herbáceas y árboles. El género *Allium*, al que pertenecen hortalizas tan conocidas como los ajos, las cebollas, las cebolletas, el cebollino y el puerro, es el más importante de esta familia. Muchas de sus especies formas bulbos o engrosamientos subterráneos del tallo y todas ellas son ricas en aceites esenciales sulfurados muy volátiles y picantes.

El ajo es un elemento muy efectivo en la prevención de todo tipo de enfermedades y males cardiovasculares.

Propiedades nutricionales

Vitaminas y minerales. Además de contener agua, proteínas y carbohidratos abundantes en fibra , el ajo posee una gran riqueza de vitaminas B1, B2, B6,ácido fólico, vitaminas E, C Y A y minerales Hierro, calcio, zinc, magnesio.

Adenosina. La adenosina es un compuesto químico que contienen todas las plantas de la familia del ajo, como las cebollas, puerros, etc, que es responsable de impedir la agregación plaquetaria y fluidificar la sangre.

Ajoeno. Es otro de los compuestos químicos presentes en el ajo con capacidad anticoagulante y que, además, reduce los niveles de colesterol LDL.

Alicina. Este componente es el principio activo estrella del ajo. Se produce con la acción de la enzima alinasa sobre uno de sus aminoácidos , y tiene un gran efecto antibiótico, aumenta las defensas, previene las úlceras de estómago, favorece el sistema cardiovascular en distintos aspectos, actúa contra la bronquitis, y sobre todo, está considerado un importante elemento anticancerígeno

El apio

El apio es una verdura con acción antioxidante, cardioprotector, antibacteriana, diuretica, antiinflamatorio, expectorante, depurativa, sedante, digestiva, inmunoestimulante, analgésico.

Propiedades nutricionales

El apio contiene vitaminas A, B1, B2, B6, B9, C y E, minerales como el potasio, sodio, calcio, zinc, magnesio, hierro, azufre, fósforo, cobre y silicio, aceite esencial y fibra.

No puede faltar en tus caldos pues desintoxica mucho el organismo.

Los espárragos

Los espárragos son vegetales que tienen muchas propiedades que benefician al cuerpo, protegiéndolo de **enfermedades.** Están desaconsejados en personas con gota o ácido úrico alto debido a su contenido de purinas. Tampoco están aconsejados en personas con dolencias renales.

Propiedades nutricionales

Los espárragos blancos en conserva, por cada 100 gramos nos aportan 57 gramos de carbohidratos, 32 g de proteína vegetal, 11 g de grasas y 1 g de fibra. También tienen vitaminas C, E, B3, B1, B6, A y B9. Y minerales como sodio, potasio, fósforo, calcio, magnesio, hierro, zinc y selenio.

Los espárragos trigueros, por cada 100 gramos contienen 46 g de proteína vegetal, 32 g de carbohidratos, 21 g de grasas y 1.7 gramos de fibra. De las vitaminas destacan la C, B3, B1, B2, B6, B9 y A. Nos aportan minerales como potasio, calcio, fósforo, potasio, magnesio, sodio, zinc, yodo y selenio.

Aunque tanto los espárragos blancos como los verdes poseen prácticamente las mismas vitaminas y minerales, los espárragos verdes tienen mayor concentración de estos micronutrientes.

Los espárragos tan sólo aportan 25 kcal por cada 100 gramos.

Las judías verdes

Las **judías verdes** son unas legumbres, sí, no son verduras, son legumbres, pero las hemos descrito en este apartado porque siempre pensamos que son verduras. Pertenecen a la familia de las Leguminosas, las cuales se caracterizan por ser originarias de América (concretamente de Perú y México) y aunque es una planta anual, su mejor época del año es de abril a septiembre, aunque podemos encontrarla en el mercado durante todo el año al ser cultivadas en invernadero.

Por ser legumbres producen gases intestinales.

Propiedades nutricionales

Desde un punto de vista nutricional, las judías verdes aportan una baja cantidad de calorías y grasas, de manera que 100 gramos aportan únicamente 30 kilocalorías, de ahí que por sus beneficios nutricionales y baja presencia en grasas, sean interesantes en dietas equilibradas, sanas y de adelgazamiento.

Se convierten en una buena fuente de fibra, vitaminas (como la provitamina A, vitaminas B2 y B6, y vitamina C) y minerales (como el potasio, calcio, magnesio y fósforo).

Las zanahorias

La zanahoria reduce las posibilidades de padecer estreñimiento ocasional por cambios de estación o de hábitos, por ejemplo durante las vacaciones. Ayuda también a tratar los cólicos abdominales y los dolores estomacales. Es un vegetal diurético y está recomendado para las personas con problemas renales o de vejiga.

Pero tiene un pequeño inconveniente, contiene mucho azúcar en formato de fructosa, las personas con intestino débil o con problemas de absorción de la fructosa deben descartar la zanahoria de su dieta.

Propiedades nutricionales

Rica en potasio y fósforo.

La zanahoria posee ácido fólico, que es fundamental en la prevención de la anemia y ayuda a reducir el riesgo de presentar enfermedades cardiovasculares. Es rica en B3, que es indispensable para que el sistema digestivo y el sistema nervioso actúen correctamente.

Las solanaceas alimento a evitar o incluir solo una vez a la semana una de ellas.

La familia de las solanaceas comprende varios miembros que son utilizados a diario en nuestros menús. Entre ellas se encuentran plantas estimulantes, venenosas y medicinales. Pero en este caso vamos a referirnos a las más habituales en nuestra cocina, **patatas, berenjenas, pimientos y tomates.**

Las solanaceas contienen una sustancia, los alcaloides, que se utilizan a veces para preparar medicamentos. Son alcaloides la cafeína, teofilina, teobromina, el opio, la morfina, la heroína, nicotina…

En las solanaceas alimentarias está presente **la solanina**. Muchas personas son sensibles a la solanina y pueden sufrir algunos trastornos en su salud física y mental. El más visible es la calcificación de tejidos blandos, articualciones, arterias, riñones, pulmones.

A consecuencia de esta sensibilidad muchas personas sufren **artritis, artritis reumatoide, arterioesclerosis, cálculos renales, dolor en manos y piernas.**

Es muy posible notar dolor muscular y calambres si en nuestra dieta abundan los tomates, patatas, berenjenas y pimientos. En muchos de estos casos al eliminar las solanaceas de la dieta desaparecen esos dolores articulares.

Mi recomendación es que estos alimentos formen parte de nuestra dieta en días especiales y de forma esporádica.

Los hongos y setas

Destacan por su riqueza en proteínas de alto valor biológico, y porque poseen una importante proporción de sales minerales entre los que podemos reseñar el fósforo, el hierro y el potasio, siendo bajas en sodio.

Hay que destacar el bajo contenido graso de las setas, lo que las convierte en el alimento ideal para las personas que siguen una dieta de adelgazamiento, ya que además no contienen apenas calorías. Eso sí, su alto contenido en proteínas hace que las setas se digieran de forma lenta, por lo que no es recomendable comerlas acompañadas de carne, sino que son ideales para comer en ensalada, de modo que sea lo más ligero posible para el organismo.

Son una fuente excelente de oligoelementos al destacar el cloro, azufre, boro, manganeso y cinc.

Los hongos y setas más conocidos en nuestra cocina son:

Champiñones

Son los más cultivados y conocidos de Occidente y aunque se comercializan todo el año, su temporada de cosecha es en otoño. Son blancos, de sabor suave, delicado y algo terroso, se pueden comer de muchas formas: crudos, cocidos o en conserva. Lo más importante es no mojarlos demasiado porque su carne es muy porosa y absorben mucha agua, por eso hay que limpiarlos con un paño seco.

Propiedades nutricionales

Los champiñones son ricos en vitamina B5 ya que 100 g. de este alimento contienen 2,10 ug. de vitamina B5.

Entre las propiedades nutricionales de los champiñones cabe destacar que tiene los siguientes nutrientes: 1 mg. de hierro, 4,25 g.

de proteínas, 10,80 mg. de calcio, 1,90 g. de fibra, 390 mg. de potasio, 15,70 mg. de yodo, 0,46 mg. de zinc, 0,54 g. de carbohidratos, 12,20 mg. de magnesio, 7,90 mg. de sodio, 0 ug. de vitamina A, 0,10 mg. de vitamina B1, 0,31 mg. de vitamina B2, 5,30 mg. de vitamina B3, 0,09 mg. de vitamina B6, 16 ug. de vitamina B7, 23 ug. de vitamina B9, 0 ug. de vitamina B12, 4 mg. de vitamina C, 0 ug. de vitamina D, 0,13 mg. de vitamina E, 14 ug. de vitamina K, 125 mg. de fósforo, 33,56 kcal. de calorías, 0 mg. de colesterol, 1,20 g. de grasa, 0,54 g. de azúcar y 58 mg. de purinas.

Gírgolas

Uno de los hongos salvajes más codiciados, fáciles de reconocer por su sombrero con forma de abanico, también llamados ostras u orejones. Su color varía de gris a pardo y a medida que van madurando se vuelven más amarillentos y a veces de color rosado. Su aroma es fuerte, con textura suave y delicada y en general se comen salteados con arroces y pastas o grillados con aceite de oliva y ajo.

Propiedades nutricionales

Sus calorías son prácticamente insignificantes, si contamos que por cada 100 gramos de producto fresco, son unas 25, 30 kcal. Los lípidos, prácticamente inexistentes. Además, son muy ricas en vitaminas del grupo B, también riboflavina, niacina, hierro y más minerales. Ricas en proteínas: Se estima que las gírgolas son más proteicas que el huevo y la leche, ya que aportan entre 3 y 5 gramos de la misma por cada 100 gramos de la seta.

Shiitakes

Originarios de China, muy difundidos en las cocinas de todo el Sudeste Asiático, con un sombrero de color marrón oscuro a café claro y su interior de color crema.

Tienen aroma fuerte a madera y se pueden cocinar de varias maneras: podemos preparar un delicioso paté vegetal con este hongo, a la parrilla, salteados o en sopas y como su textura es muy resistente aguanta muy bien cocciones más largas. Son ideales para guisos, sopas a base de dashi, maki sushi o ensaladas.

Enokis

Son originarios de Japón y hay una diferencia importante en el aspecto entre los salvajes y los cultivados. Los primeros crecen generalmente con un color marrón oscuro mientras que los segundos, como no se exponen a la luz, son de color blanco. Tienen una textura delicada y quebradiza, sabor dulzón y quedan muy bien frescos en ensaladas o con muy poca cocción agregándolos a último momento en sopas o salteados al wok.

Trufas

Son los más caros del mundo y su precio es exorbitante. Los principales productores del mundo son Francia, Italia y España. Hay trufas blancas y negras y se pueden comer crudas o cocidas, en láminas, en rodajas, en dados, ralladas o en aceite. Se las considera "el aromatizante por excelencia" y se usan en una enorme variedad de platos para darles un toque de distinción.

Las frutas

Las frutas siempre están de moda. Contienen vitaminas, minerales y fibra, normalmente se digieren con facilidad, son refrescantes, ideal en verano.

Pero no todas son igual de beneficiosas, no todo el mundo las digiere bien y aportan mucho azúcar a la dieta, por ese motivo no debemos abusar.

Algunas personas no pueden digerir la fruta porque su organismo es más débil, **porque no absorben la fructosa a nivel intestinal** o porque no son capaces de eliminar los ácidos orgánicos que contienen.

Si tu organismo te permite incluir en tu dieta fruta debe ser de temporada, evitar las frutas tropicales y, sobre todo, no abusar de la fruta.

Las personas que sufren colon irritable, gases intestinales severos, siempre tienen frío o los diabéticos deben poner especial atención y en muchos de estos casos evitarlas.

No por ello tendremos una carencia de vitaminas. Las frutas nunca deben ser un plato principal en las comidas, al igual que las ensaladas. En el caso de la fruta debemos comerla a media mañana o en la merienda, nunca de postre, pues la fruta se digiere de forma más rápida que el resto de la comida ingerida y, si está mezclada con otros alimentos es cuando produce más gases y malestar.

Las frutas más saludables si tu organismo te lo permite son:

Las manzanas

Muchos son los beneficios y las propiedades de las manzanas, dado que además de estimular tanto el hígado como los riñones, son capaces de limpiar el organismo de toxinas.

Son ricas en pectina, una mezcla de polímeros ácidos y neutros muy ramificados que ayudan a eliminar precisamente esas toxinas citadas y reduce el colesterol.

Propiedades nutricionales

También cuentan con ácido málico, que es capaz de neutralizar los derivados ácidos, y dada su riqueza en fibra, resultan un remedio natural muy bueno para combatir el estreñimiento y la diarrea, mejorando el tránsito intestinal y ayudando en la digestión, consumidas siempre fuera de las comidas principales.

Su contenido calórico es bajo, dado que 100 gramos de manzana aportan solo unas 50 calorías.

Son ideales para consumir en forma de compota, acompaña a bizcochos, en mermeladas, mejor sin azúcar añadido.

Las peras

Poseen un alto contenido en agua, por lo que es muy recomendada en personas que siguen **dietas de adelgazamiento**, dietas depurativas ya que ayuda a eliminar el exceso de toxinas.

Al igual que muchas frutas, posee fibra tanto soluble como insoluble que además de ayudar a mantener un sistema digestivo saludable, favorece la eliminación del colesterol y regula la función intestinal.

Propiedades nutricionales

Es rica en vitaminas B, C y E y también cuenta con un alto contenido en calcio hierro, y potasio por lo que es ideal tanto para los más pequeños como para personas que necesiten eliminar líquidos.

Contiene a su vez ácidos orgánicos que ayudan a aliviar los dolores de estómago, y favorece la digestión puesto que incentiva la secreción de jugos gástricos.

La sandía

La sandía es la fruta que más agua contiene, casi un 93%, y es habitual que se utilice en las dietas para perder peso. Es adecuada, sí, pero posee otros muchos principios que la hacen adecuada para muchas más cosas. Contiene vitaminas minerales e hidratos de carbono.

Propiedades nutricionales

En cada 100 gramos de sandía que consumas tendrás los siguientes nutrientes:

- 89 mg de potasio, 11 mg de magnesio, 4,6 gramos de hidratos de carbono, 0,5 gramos de fibra, 20, 5 kcal, además de ácido fólico, provitamina A…
- Ayuda al deportista a calmar el dolor muscular y a recuperar el músculo fatigado gracias a que sus cantidades de L-citrulina la cual se transforma en el cuerpo en L-arginina y el potasio ayudan a eliminar el amoníaco por la orina
- Es una fruta anticancerígena ya que contiene una gran cantidad de licopeno, de ahí su color rojo y otros carotenoides como la luteína y el betacaroteno. Éstos, han demostrado ser eficientes contra la prevención de cánceres como el de pulmón, próstata y tracto digestivo.
- Juega un papel importante en el tratamiento de muchas infecciones en el cuerpo, incluyendo la inflamación de las articulaciones gracias a buenas cantidades de vitaminas A,B y C.
- Reduce la hipertensión arterial gracias a la acción de la L-citrulina y L-arginina. Además, el potasio y el manganeso la ayudan a regularla. Por lo tanto, es una buena fruta para nuestro sistema cardiovascular y nuestros vasos sanguíneos.

La granada

La granada no posee grasas saturadas ni colesterol, y son ricas en vitaminas C y K, y en fibra dietética, que beneficia el sistema digestivo.

Propiedades nutricionales

Aunque hay que señalar que el único inconveniente es que, debido al contenido de fructosa natural, contiene 53 gramos de carbohidratos por porción y 234 calorías.

Posee alto contenido de potasio y aporta cantidades considerables de magnesio, fósforo y hierro, vitamina C, B1 (tiamina), B2 (riboflavina) y niacina.

Las castañas

Lo más destacado en un primer momento son las pocas calorías que tienen, algo que se combina muy bien con su alto contenido en fibra, proteínas e hidratos de carbono.

Precisamente gracias a su alto contenido en fibra se convierten en unos alimentos adecuados contra el estreñimiento. Además, son útiles en dietas de adelgazamiento porque ejercen un efecto claramente saciante.

Propiedades nutricionales

Alto contenido en hidratos de carbono, proteínas y fibra.

- Bajo contenido calórico (en torno a 190 calorías/100 gr.).
- Alto contenido en minerales: magnesio, potasio, hierro y fósforo.
- Propiedades vasculares reconstituyentes y antiinflamatorias.

Los problemas de la fructosa

Intolerancia o mala absorción a la fructosa, síntomas:

Cada vez más personas son diagnosticadas de intolerancias alimentarias que sin ellas saberlo les provocan enfermedades o malestar. Reconocer dichas intolerancias puede prevenir o mejorar muchas de estas enfermedades.

La intolerancia a la fructosa afecta a un 35% de la población que en su gran mayoría lo desconoce y no entiende por qué sufre algunos síntomas que afectan a su calidad de vida.

Realmente cuando hablamos de intolerancia estamos hablando de mala absorción de la fructosa. No debemos confundir la mala absorción con la intolerancia hereditaria mucho más grave.

Las células intestinales no pueden absorber la fructosa de los alimentos generando los siguientes síntomas o malestares:

- Diarrea
- Gases intestinales
- Nauseas
- Dolor abdominal

¿Dónde se esconde la fructosa?

La fructosa se encuentra de manera natural en la miel, la fruta (20-40%), las verduras (1-2%) y otros alimentos de origen vegetal. Además, hay que tener en cuenta que el contenido tanto de fructosa como de sacarosa es variable en las frutas y verduras dependiendo de las condiciones de crecimiento de las plantas. De todas formas, la fructosa también se añade como edulcorante en productos dietéticos o para diabéticos y también se usa como excipiente en medicamentos.

También debemos tener en cuenta el sorbitol y la sacarosa, dos formatos de la fructosa y que también nos pueden afectar. La sacarosa se encuentra en el azúcar blanco y moreno y en todos los productos que lo contienen: cereales de desayuno, galletas, algunas frutas y verduras o algunos medicamentos. El sorbitol se puede encontrar en frutas y verduras pero sobre todo se utiliza como edulcorante en múltiples productos dietéticos.

Si sufres mala absorción de la fructosa y quieres mejorar algunos de los desagradables síntomas puedes tener en cuenta los siguientes alimentos que te pueden afectar:

Alimentos permitidos:

Azúcares, edulcorantes y dulces

Jarabe de glucosa, glucosa, maltosa, maltodextrina, aspartamo, sacarina, acesulfame K y ciclamato.

Frutas y frutos

Ocasionales: aguacate, pepitas de calabaza o girasol (10 unidades/día), aceitunas maduras (25g/día), jugo de limón (15 ml/día)

Verduras, hortalizas

Acelga, brécol fresco, espinacas, patatas frescas y setas (champiñones). Consumo limitado: apio, berros, berza, brécol congelado, coliflor, lechuga, pepino.

Legumbres

Consumo limitado: guisantes, lentejas, y alubias.

Cereales y derivados

Harinas y sémolas de trigo, avena, maíz, centeno, teff, fécula de patata, arroz. Pan blanco y pasta.

Papilla de cereales sin azúcar añadido.

Carnes, pescados y huevos

Todos los frescos.

Leche y derivados

Lactancia materna, leche, leche en polvo sin fructosa, nata natural, quesos curados y frescos y yogur (sin frutas ni sacarosa).

Aceites y grasas

Aceites vegetales, mantequilla y margarina.

Bebidas

Agua, agua mineral, infusiones (manzanilla, tila, menta), cacao y café.

Condimentos y salsas

Especias, hierbas aromáticas, mostaza, sal,vinagre y levadura.

Alimentos no permitidos:

Azúcares, edulcorantes y dulces

Fructosa, sacarosa, maltitol, sorbitol y dulces y edulcorantes que los contengan.

Frutas y frutos

Todas las demás (incluso el tomate), incluyendo sus zumos y todos los productos que las contengan.

Verduras, hortalizas

Todas las no mencionadas antes en permitidos.

Legumbres

Todas las no mencionadas antes en permitidos.

Cereales y derivados

Cereales o harinas integrales y la harina de soja.

Carnes, pescados y huevos

Procesados que contengan fructosa, sacarosa o sorbitol

Leche y derivados

Bebida de soja, leche condensada, yogur de frutas, de soja o edulcorado con sacarosa, preparados a base de leche con sacarosa (batidos, helados, etc.)

Aceites y grasas

Sin prohibición

Bebidas

Bebidas que contengan fructosa, sacarosa o sorbitol o hechas a base de frutas.

Condimentos y salsas

Aliños comerciales con fructosa o cualquier elemento que la contenga.

No es nada fácil eliminar de la dieta la fructosa y los alimentos que la contienen, pero sí que debo resaltar que muchas personas que sufren gases intestinales, vómitos y dolor abdominal encuentran alivio a sus dolencias evitando sobre todo frutas y alimentos preparados que contienen fructosa, sacarosa, sorbitol y maltitol.

A veces no podemos eliminar del todo la fructosa, pero sí podemos evitar los alimentos que más problemas nos provocan. Tú irás viendo qué alimentos debes restringir en tu dieta.

92

CAPÍTULO 5. PLANIFICACIÓN DE LA DIETA

Planificar una dieta equilibrada no es nada fácil, sobre todo para toda la familia. Cada miembro tiene unos gustos y necesidades que deben ser respetadas.

En una misma familia podemos encontrar individuos que necesitan carne en su dieta y otros que apenas quieren probarla, eso en muchos casos es debido al grupo sanguíneo de cada persona. También se deben respetar las creencias, por ejemplo, si alguno de ellos decide ser vegetariano, vegano….

Todos debemos tener claro que en una dieta equilibrada no deben faltar las proteínas, de origen animal o vegetal, puesto que son el pilar de una buena salud.

Verduras y frutas deben ser elegidas según las necesidades, teniendo en cuenta las intolerancias y evitando las que nos sientan mal.

No es imprescindible en la dieta los lácteos, trigo, azúcar, solanaceas ni fruta.

Cuando hablamos de salud no podemos generalizar y decir que una buena salud debe llevar estos alimentos que acabo de citar, algunos de ellos empeoran la salud del enfermo.

Las dietas suelen dividirse en dietas para perder o aumentar peso y en pocos casos dietas para prevenir / mantener la salud. En todos los casos la dieta sobre todo debe mantener la salud. Si tienes una dieta equilibrada y tu organismo se "equilibra" él mismo irá manteniendo el peso adecuado.

Te presento varios ejemplos de dietas equilibradas, debes elegir la que más se adapte a tus necesidades y gustos.

Estos ejemplos de dieta equilibradora son sin alimentos extremos, depurativa y digestiva. No contienen lácteos, apenas solanaceas, gluten ni alimentos muy ricos en fructosa.

Desayunos a elegir entre los siguientes:

Crema de cereales. Puedes elegir distintos cereales, teff, mijo, arroz integral, amaranto, quinoa, todos ellos sin gluten. Hacer una crema con copos de estos cereales juntos o por separado, añadiendo bebida vegetal de arroz, almendras, soja… endulzado con stevia.

Té de tres años y tostadas sin gluten. Una infusión de té kukicha o tres años a la que le puede acompañar tostadas de pan sin gluten. Te aconsejo el pan de harina de arroz integral y harina de teff casero, libre de aditivos y harinas raras. A estas tostadas le podemos añadir paté vegetal, atún, jamón serrano, compota de manzana casera (si no tienes problemas con la fructosa).
También es interesante si no puedes o no toleras el pan con levadura, preparar galletas con harina de teff.

En ambos casos el té kukicha u otra infusión es muy adecuada para hidratar el organismo. Endulzado con stevia.

Media mañana, muy importante

Si desayunas muy pronto, a primera hora entre las 7 y 8 de la mañana necesitas tomar algo entre ese desayuno y la comida principal.

-    Tostadas de pan sin gluten con alguna proteína.

- 8 almendras crudas peladas.
- **Pero si desayunas sobre las 9 o 9:30**
- Fruta, si no tienes problemas con la fructosa.
- 8 almendras crudas peladas

Y siempre en ambos casos alguna infusión para hidratar el organismo endulzada con stevia.

Comida de mediodía

Es importante una ensalada, lechuga (la que más te guste y siente bien) acompañada de cebollín o cebolla, aceitunas, zanahoria, aceite y muy poca sal.

Nunca una ensalada debe ser plato principal, siempre es un acompañante.

Primeros platos:

- Arroz integral acompañado de verduras.
- Pasta sin gluten, de arroz integral, quinoa, mijo, maíz (si no tienes problemas con la fructosa) acompañada siempre de verduras.
- Mijo con verduras.
- Legumbres.
- Brócoli u otras verduras al vapor

Segundos platos:

- Pescado blanco preparado a la plancha o en aceite de coco o de oliva.
- Pescado azul preparado a la plancha o en aceite de coco o de oliva.
- Pollo o pavo estofada, a la plancha o al horno.
- Huevo.
- Hamburguesas vegetales de tofu.

Meriendas

- Fruta de temporada.
- Yogur de soja.
- Yogur sin lactosa (2 días a la semana).
- Tostadas de pan sin gluten y jamón, pavo, compota sin azúcar.

Cenas

Primeros platos

Nunca ensalada.

- Col al vapor
- Puré de calabacín, cebolla, sal y aceite.
- Champiñones revueltos con cebolla.
- Espárragos a la plancha
- Lentejas con arroz integral.

Segundos platos

- Pescado azul: salmón, trucha, sardinas…
- Pescado blanco: merluza, lubina, dorada….
- Hamburguesas de tofu con verduras, arroz….
- Huevo una vez a la semana.

Puedes preparar tus platos con aceite de coco o de oliva.
Rebozar el pescado y el pollo o pavo en harina de arroz.

Después de comer y cenar puedes tomar una infusión o café descafeinado.

Una dieta tal como acabamos de ver puede quedar así:

Desayunos: Tomar los suplementos ahora.

1º- antes de desayunar, Té kukicha con semillas de chía dejadas en el té durante 10 minutos para que chupen el agua.

Te propongo dos desayunos:

1º-Té kukicha + dos tostadas 80gr de pan de arroz con paté vegetal, fiambre de pavo o jamón serrano.
2º-Bebida de coco o almendras Ecomil, sin azúcar, + 60gr de cereales de arroz, mijo o teff sin azúcar con una cucharadita de cacao puro y stevia.

Media mañana:

Una infusión. Puede ser té rojo, verde o kukicha con stevia + 6 almendras crudas peladas.

Merienda:

Un yogur de soja, un vaso de bebida vegetal con 2 galletas sin gluten. 3 días a la semana puede ser yogur sin lactosa.

En la comida y cena tomar 1 comprimido de enzymas digestivas.

Después de la cena tomar las semillas de lino, puede ser en una infusión relajante y masticarlas muy bien.

	COMIDA	CENA
LUNES	Ensalada Lentejas o azukis. 1 hamburguesa vegetal de tofu o Mijo con cebolla	Crema de verduras , puré de calabacín con cebolla, sal y aceite de oliva. Lenguado, 25gr de pan de arroz 1 infusión relajante.
MARTES	Ensalada + Brócoli al vapor + pavo 25gr de pan de arroz 1 infusión con stevia	Espárragos + Salmón Pan de arroz Infusión relajante
MIÉRCOLES	Ensalada Arroz integral con verduras al horno y pollo(arroz al horno) Infusión de jengibre con stevia	Col al vapor trucha a la plancha pan de arroz y infusión relajante
JUEVES	Quinoa con verduras o garbanzos con verduras huevo Infusión de menta y stevia	Espárragos +Revuelto de setas hamburguesa vegetal 25gr de pan de arroz.
VIERNES	Ensalada Macarrones de arroz integral con atún o pavo picado. Sofrito de cebolla y tomate.	Tortilla de patata + champiñones 25gr de pan de arroz Infusión con stevia
SÁBADO	Ensalada + Mijo con cebolla lubina 1 infusión relajante con stevia	Pizza de verduras, atún, cebolla.
DOMINGO	Ensalada variada arroz con carne y verduras De postre bizcocho de arroz casero o flan sin lactosa.	Revuelto de verduras Hamburguesa vegetal o pescado Infusión relajante.

Pautas a seguir cuando salimos a comer con amigos fuera de casa

Siempre nos preocupa nuestra dieta cuando la comida o cena es en un restaurante, picnic, en casa de otros amigos o familiares. Si no sufres una enfermedad, intolerancias graves, celiaco, alergias, enfermedades cardiovasculares… tu dieta puede ser la misma de tus compañeros.

Pero si tu dieta es restringida por alguno de esos motivos o porque eres vegano, vegetariano o porque has decidido que comer fuera de casa no es problema para seguir comiendo de forma adecuada, estas pautas te pueden ayudar.

¿Qué puedo pedir en el restaurante?

Si no eres celiaco puedes pedir sin problema de trazas ni cruces:

- Ensaladas completas, aunque mejor evitando cremas y quesos.
- Arroz en todas sus preparaciones.
- Verduras todas incluidas.
- Patatas fritas, como todo en este mundo, una vez de vez en cuando se puede pedir y disfrutar.
- Pescados.
- Carnes mejor blancas, pero una vez de vez en cuando se puede saltar esa norma, si tu cuerpo lo pide.
- Huevos en tortillas, fritos, hervidos.
- Legumbres.

¿Qué debo evitar?

Pasta de trigo. Es difícil encontrar pasta de arroz o maíz.

Pan, aunque un día puedes saltarte la norma, si realmente quieres comerlo.

Carnes muy grasas, no son saludables para nadie.

Postres

Los postres son complicados siempre.

Nadie debería comer un postre después de las comidas, no tiene sentido pues ya hemos ingerido suficientes alimentos. El postre es una costumbre y en algunos casos, como las fiestas y comidas familiares, parece que sin un buen postre no puede acabar la fiesta.

Podemos elegir flan, bizcochos, fruta. Recordando que debemos evitarlo si somos intolerantes a la lactosa, al gluten o si no toleramos la fructosa.

Lo mejor es pedir una infusión o incluso un café. Y recordar que nuestra dieta no debe ser un problema a la hora de relacionarnos con otras personas, pero si que deben respetarnos si decidimos evitar ciertos alimentos que sabemos nos dañan a nivel intestinal, nos producen migraña, gases intestinales o enfermedades más graves.

CAPÍTULO 6. SUPLEMENTOS PARA MEJORAR LA SALUD

Hemos hablado de los alimentos que debemos incluir en nuestra dieta diaria para mantener una salud óptima. Ahora debemos hablar de los suplementos nutricionales, basados principalmente en vitaminas, minerales, aminoácidos y ácidos grasos esenciales que necesitamos.

Si seguimos una dieta equilibrada realmente no debemos necesitar estos suplementos, pero para empezar, no existe la dieta equilibrada perfecta, pues no controlamos las cantidades de nutrientes que contienen los alimentos que ingerimos.

Estamos sobre alimentados pero muchas personas están desnutridas. La mayoría de los alimentos que comemos no aportan los nutrientes que realmente necesitamos.

Durante el tratamiento que proponemos en este libro vamos a necesitar los siguientes suplementos:

Citrato de magnesio, Citrato de zinc, ascorbato de calcio(vitamina C), suplemento de vitamina B, enzymas digestivas, algas kelhp, vitamina D, espirulina, kuzu, umebosi, regaliz.

No siempre necesitamos todos estos suplementos, por ello vamos a ver cuándo podemos necesitarlos durante el tratamiento.

El magnesio

El magnesio está de moda, ahuyenta la fatiga, la depresión y fija el calcio en los huesos.

Puede parecer un mineral poco importante pero su déficit causa cansancio, fallos de memoria y fragilidad en los huesos. Las contracturas de la espalda mejoran con la ingesta de magnesio y una dieta adecuada.

Interviene en muchos procesos muy importantes de nuestro organismo, es clave para que nuestro corazón, músculos y nervios funcionen correctamente.

Nos ayuda a regular la glucosa.

Su falta puede provocar:

Irritabilidad, apatía, cansancio, debilidad muscular, opresión torácica, respiración bloqueada, temblores, dolor de cabeza, vértigo, insomnio, calambres, fallos de memoria, mala absorción digestiva, hipertensión arterial, diabetes y osteoporosis.

También nos produce:

Picores, hormigueo, contracciones, sacudidas musculares incontroladas, palpitaciones, sofocos acompañados de sudor, síncopes, malestar visual, fragilidad en las uñas, del pelo y los dientes.

¿Cuál es el mejor magnesio?

El citrato de magnesio es asimilado mucho más fácil que otros formatos.

Alimentos ricos en magnesio:

- Verduras de hoja verde.
- Levadura de cerveza.
- Cacao puro.
- Cereales integrales como arroz integral, mijo.
- Frutos secos, almendras, avellanas, nueces, anacardos.
- Sésamo.
- Alubias, judías blancas.
- Moluscos, lentejas, maíz, acelgas.
- Frutas.

Alimentos que "roban" el magnesio:

- Los productos procesados generan una sobrecarga de fósforo que causa déficit de magnesio.
- El café: si abusas del café, elimina magnesio.
- El azúcar: roba el magnesio de tus músculos para poder metabolizarlo. Incrementa su eliminación por la orina.
- Los alimentos refinados; mejor tomar alimentos integrales.
- Los lácteos, contienen mucho fósforo y su desequilibrio afecta al magnesio.

La necesidad de magnesio diario es de 350 mg/ día.

Si tomas mucha comida basura, café, lácteos, cereales refinados, mucha proteína animal y azúcar la necesidad de magnesio aumenta.

El zinc

El zinc es un nutriente indispensable para la salud y la vida. Cumple una variedad de funciones biológicas y de extrema importancia en la estructuración de las membranas de las células, en el crecimiento y división celular para sintetizar las proteínas, ADN, ARN, lípidos, carbohidratos, insulina, participa en el buen metabolismo del fósforo, calcio, libera la vitamina A que tenemos almacenada en el hígado, ayuda a eliminar los tóxicos. Es muy importante en el equilibrio ácido-alcalino de la sangre, favorece el buen funcionamiento del hígado y los riñones.

Es esencial para más de 300 reacciones enzimáticas del organismo. Pero además, es esencial para el buen funcionamiento del cerebro. Está involucrado en distintos procesos bioquímicos de mielinización, síntesis y liberación de neurotransmisores que regulan la excitabilidad neuronal, asociada a la buena memoria, las emociones y el comportamiento y función cognitiva.

Un suplemento de zinc puede mejorar la memoria, aumenta el rendimiento escolar, potencia las funciones motoras, cognitivas y emocionales, previniendo el Alzheimer y demencia senil.

Hay muchos órganos del cuerpo que se ven beneficiados por el zinc:

- La piel.
- Las uñas.
- El cabello.
- Los sentidos del gusto y olfato.
- Los músculos.
- Los vasos sanguíneos.
- El páncreas.
- El hígado.
- Los riñones.
- El sistema inmune.
- Mejora la hipertensión arterial.
- Mejora la recuperación de úlceras gástricas.
- Mejora las heridas y quemaduras.
- Mejora el acné.
- Ayuda a disminuir los depósitos de colesterol.
- Los ojos.

¿Cómo evitamos su carencia?

Para realizar todas las funciones en las que está involucrado el zinc nuestro organismo sólo dispone de 1 a 3 gramos que tenemos repartidos en las células.

Las mayores concentraciones se encuentra en huesos, músculos, la glándula prostática, los testículos, los ojos, la piel y la sangre.

Debemos ingerir unos 15mg diarios para mantener los niveles adecuados en sangre, para poder disponer de ellos en caso de necesidad. El suplemento más recomendable es el Citrato de zinc.

Durante una enfermedad, operación, en el embarazo y lactancia se requiere más aporte. También en personas que padecen alcoholismo, diabetes, desórdenes digestivos, enfermedades renales, hemorragias menstruales intensas o los vegetarianos deben tener especial atención con el zinc.

También algunos fármacos pueden inhibir su absorción, como el AZT, los antiácidos, diuréticos y anticonceptivos orales.

Hay algunos alimentos que impiden su absorción:

La fibra dietética, la celulosa, lignina, el ácido fítico presente en los cereales, legumbres y frutos secos. Para evitar que el pan interfiera en la correcta absorción debemos comerlo siempre preparado con levadura. Evitar panes sin ella.

Los primeros síntomas de que tenemos una falta de zinc antes de hacer un análisis clínico son:

- Retraso de cicatrización de heridas, dermatitis, psoriasis, eccemas, acné, erupciones.
- Alteración del sistema nervioso, depresión, angustia, hiperactividad, susceptibilidad.
- Anemia.
- Baja tasa de crecimiento.
- Baja tolerancia a la glucosa.
- Debilidad muscular.
- Deficiente producción de insulina.
- Depresión inmunitaria, infecciones frecuentes, daño de radicales libres, cáncer.
- Diarrea.
- Falta de peso al nacer.
- Lesiones oculares, sequedad y problemas de visión nocturna.

- Pérdida de apetito.
- Pérdida de peso.
- Pérdida de cabello.
- Problemas de próstata.
- Fatiga y cansancio.
- Trastornos de la menstruación.
- Uñas débiles.
- Degeneración macular.
- Enfermedad de Crohn.
- Lupus.
- Osteoporosis.
- Psoriasis.

Alimentos ricos en zinc:

- Carne: vaca, cerdo, cordero, aves de corral.
- Hígado y riñones.
- Pescados.
- Mariscos.
- Yema de huevo.
- Productos lácteos.

Los siguientes alimentos también contienen zinc pero su absorción es peor por contener fibra o ácido fítico que dificultan la absorción:

- Cereales, trigo y maíz.
- Frutos secos, almendras, nueces.
- Legumbres.
- Semillas.
- Verduras y hortalizas.
- Levadura de cerveza.
- Germen de trigo.

La vitamina C, Ascorbato de calcio

Esta vitamina es importante en la formación de colágeno. El colágeno es una proteína que sostiene muchas estructuras corporales y tiene un papel muy importante en la formación de huesos y dientes; además de favorecer la absorción de hierro. La ausencia de Ácido ascórbico puede derivar en escorbuto. Esta enfermedad consiste en la caída de dientes, debilitamiento de huesos, y aparición de hemorragias. Síntomas que se deben a la ausencia de colágeno.

Todavía no está completamente probado que la vitamina C ayuda a prevenir resfriados; pero sí está probado que, aunque el exceso se elimina rápidamente por la orina, el excesivo consumo puede provocar cálculos a los riñones y la vejiga.

Podemos encontrar vitamina C en: patatas, naranjas, limón, perejil, berros, pimiento y en todas las verduras y frutas de color naranja.

El ascorbato de calcio es la mejor forma de consumir vitamina C si no nos sienta bien en su forma natural, de frutas y verduras. En este formato no es ácida y tampoco interfiere en el descanso nocturno.

Debemos tener en cuenta que en algunas personas la vitamina C funciona igual que la cafeína alterando el sueño nocturno. Es muy importante en el tratamiento de Cándidas.

Complejos de vitaminas

Vitamina A – Retinol

Es un alcohol primario que deriva del caroteno. Afecta la formación y mantenimiento de membranas, de la piel, dientes, huesos, visión, y de funciones reproductivas. Nos protege de las infecciones.

El cuerpo puede obtener vitamina A: fabricándola a base de caroteno (encontrado en vegetales como: zanahoria, naranjas, tomates, albaricoque, acelgas, brécol, calabaza, espinacas y col).

Podemos encontrarla en vísceras, pescado y lácteos. En el germen de trigo y centeno.

La vitamina B puede ayudarte.

Vitamina B – Betacaroteno

Favorecen el crecimiento, ayudan en el funcionamiento del sistema nervioso y en la actividad del cerebro.

Las puedes encontrar en: verduras cómo guisantes y judías, levadura de cerveza, cereales integrales, nueces, carne, avena harina de soja integral, legumbres, almendras y castañas.

Este grupo de vitaminas se reconoce porque son sustancias frágiles solubles al agua. La mayoría de las vitaminas del grupo B son importantes para metabolizar hidratos de carbono.

Vitamina B1 – Tiamina

Sustancia incolora. Actúa como catalizador de los hidratos de carbono. Lo que hace en este proceso es metabolizar el ácido pirúvico, haciendo que el hidrato de carbono libere su energía. La tiamina regula también algunas funciones en el sistema nervioso. La tiamina se encuentra, pero en cantidades bajas, en los riñones, hígado y corazón.

Vitamina B2 – Riboflavina

La riboflavina actúa como enzima. Se combina con proteínas para formar enzimas que participan en el metabolismo de hidratos de carbono, grasas y especialmente en el metabolismo de las proteínas que participan en el transporte de oxígeno. También mantiene las membranas mucosas.

Vitamina B3 – Niacina

Se conoce también con el nombre de vitamina PP. Funciona como co-enzima que permite liberar energía de los nutrientes. Esta vitamina afecta directamente el sistema nervioso y el estado de ánimo, por lo que se han utilizado sobredosis experimentales en esquizofrénicos (aunque no se ha demostrado eficacia). Una sobredosis es capaz también de reducir los niveles de colesterol. Pero una sobredosis prolongada es perjudicial para el hígado.

Vitamina B5 – Acido pantoténico

Constituye una enzima clave en el metabolismo basal. Favorece el crecimiento del cabello. Es fabricado por bacterias intestinales, y se encuentra en muchos alimentos.

Vitamina B6 – Piridoxina

La Peridoxina es necesaria en la absorción y en el metabolismo de aminoácidos. Actúa también en el consumo de grasas del cuerpo y en la producción de glóbulos rojos. La Piridoxina es proporcional a las proteínas consumidas en el cuerpo.

Vitamina B8 – Biotina

Participa en la formación de ácidos grasos y en la liberación de los hidratos de carbono. Es co-enzima del metabolismo de glúcidos y lípidos. Es sintetizada por bacterias intestinales y se encuentra en muchos alimentos.

Vitamina B9 – Ácido fólico

Co-enzima necesaria para la formación de proteína estructurales y hemoglobina. Se usa para el tratamiento de la anemia y la psilosis. A diferencia de otras vitaminas también hidrosolubles, la folacina se almacena en el hígado.

Vitamina B12 – Cianocobalamina

Es necesaria (pero en pequeñas cantidades) para la formación de nucleoproteínas, proteína, y glóbulos rojos. La falta de esta vitamina se debe a la incapacidad del estómago para procesar glicoproteínas (factor necesario para absorber la vitamina B12). Esta vitamina se obtiene sólo del hígado, riñones, carne, etc. por lo que a los vegetarianos se les aconseja tomar suplementos vitamínicos B12.

La espirulina es el alga que más vitamina B12 nos puede proporcionar. Es con diferencias la mejor opción para el tratamiento de la anemia.

Vitamina D – Calciferol

Tiene una importante función en la formación y mantención de huesos y diente. Imprescindible para proteger el sistema circulatorio. Se puede obtener de alimentos como huevo, hígado, atún, leche; cereales integrales, verduras de color verde, o puede ser fabricado por el cuerpo cuando tomamos el sol.

Vitamina E – Alfatocoferol

La vitamina E posee la función de ayudar a la formación de glóbulos rojos, músculos, y otros tejidos. Previene de la oxidación de la vitamina A y las grasas.

Vitamina K – Fitomenadiona

Es necesaria para la coagulación de la sangre. Podemos encontrarla en las verduras, el yogur, la yema de huevo. Donde más abunda es en la col, fermentada, germen de trigo, escaramujo, espinacas, coliflor, lechuga, soja, zanahorias, guisantes.

Las enzimas digestivas

Las enzimas son imprescindibles para generar todas las **hormonas** del cuerpo y para procesar todas las **vitaminas, minerales** y demás nutrientes que contienen los alimentos.

Cuando las enzimas digestivas se ingieren junto con la comida contribuyen a la digestión de los alimentos, transformándolos en los nutrientes básicos necesarios para construir y reparar las diferentes partes del cuerpo. La carencia de enzimas, fundamentales en el proceso digestivo, en la dieta actual es notoria, lo que provoca toda clase de trastornos, no sólo digestivos.

Las enzimas se destruyen con el calor (a partir de 30°C), por lo tanto, todo alimento cocinado, procesado o pasteurizado, en caso de productos lácteos o zumos envasados no contiene ninguna enzima. Sólo los alimentos que se ingieren crudos contienen enzimas, excepto si han sido rociados o irradiados , procesos a los que desgraciadamente se somete a la mayoría de frutas y verduras para preservarlas por más tiempo, lo que las convierte en alimentos muertos.

Lo que deja únicamente a las frutas y verduras ecológicas como única fuente de enzimas en la dieta. Por otro lado, las alimentos menos calóricos contienen menos enzimas que los de un alto valor calórico. Por lo que si se está siguiendo alguna dieta que restrinja la ingesta de calorías, se hace imprescindible suplementar con enzimas digestivas.

Si la cantidad de enzimas no es suficiente los alimentos no son digeridos completamente, lo que provoca putrefacción a nivel intestinal, reducción de la flora bacteriana benéfica y proliferación de patógenos, lo cual se traduce en digestión lenta y pesada, mal aliento, malnutrición, estreñimiento, gases o ardor de estómago y obesidad.

Otro síntoma frecuente de la falta de enzimas es el dolor de estómago inmediatamente después de comer o incluso varias horas después.

Muchas personas obesas se quejan de que siempre tienen hambre, a pesar de haber comido bien. Generalmente se debe a que por mucha comida que coman, no digieren los nutrientes por falta de enzimas digestivas, y el cuerpo genera la sensación de hambre ante la falta de nutrientes. ¿Sabías que los problemas digestivos es la causa más frecuente de las visitas al médico?

La espirulina

Parece increíble que una alga pueda hacer tanto por nuestra salud. Nos ayuda a bajar de peso, nos aporta gran cantidad de calcio orgánico asimilable por nuestros huesos, cubre las necesidades nutricionales diarias, previene enfermedades graves como el cáncer... Si tienes anemia prueba a tomar espirulina, podrás comprobar como en pocas semanas desaparece por completo.

La UNESCO ha declarado la espirulina "alimento del milenio". La espirulina fortalece nuestro sistema inmunitario previniendo la entrada de virus, nos ayuda a proteger el organismo frente a tumores y otras enfermedades. Previene la tan temida osteoporosis ya que contiene gran cantidad de calcio, potasio, zinc, magnesio y fósforo orgánico que nuestro organismo absorbe fácilmente.

Previene las enfermedades cardiovasculares gracias a sus ácidos grasos esenciales, vitaminas B y B6 además de selenio. Ejerce un efecto regulador de la glucosa gracias a los carbohidratos complejos que contiene como el magnesio, cromo y vitaminas del grupo B1, B12, B3.

Es ideal para las personas diabéticas. Ayuda a bajar de peso. Previene y combate la anemia pues tiene gran cantidad de hierro de fácil asimilación.

Estimula el funcionamiento del cerebro gracias a las vitaminas que contiene. Ayuda a controlar la flora bacteriana ayudando en enfermedades como cándidas, enfermedad de Crohn.

Es un importante complemento en las dietas vegetarianas por su aporte de proteínas y sobre todo de hierro. La dosis debe ser de 3 a 5 gramos diarios, recomiendo la espirulina biológica y en pastillas.

Revisar que no contenga levadura, ciertas personas muy sensibles refieren de síntomas como mareo al tomar espirulina en cápsulas, suele ser el recubierto de las mismas.

Es un alimento muy notable y que deberíamos incluir en nuestra dieta diaria.

El Kuzu y Umebosi

¿Qué es el Kuzu?

El Kuzu es un almidón extraído de unas raíces volcánicas originario de la China, muy utilizado allí.

Se ha comprobado su efectividad en:

- Migraña
- Hipertensión
- Sorderas repentinas
- En el sistema cardiovascular
- Angina de pecho.
- Desintoxica el hígado
- Dolores articulares
- Hepatitis
- Cirrosis
- Regenera la flora intestinal
- Para los dolores en la gripe, los puntos IG
- Para la rinitis
- Asma, bronquitis
- Fiebre
- problemas de la piel

- Depresión

¿Qué es el Umeboshi?

Es una especie del albaricoque. Ha sido utilizado como comida y medicina en China, Korea y Japon. Las ciruelas frescas son escogidas y secadas en esterillas de arroz, y expuestas al sol. También se dejan fuera durante la noche. Durante las mañanas las gotas del rocío ablandan las ciruelas. Al día siguiente el sol las endurece de nuevo, y a la siguiente noche se ablandan de nuevo. Este proceso se repite durante algunos días. Como resultado la ciruela se vuelve más pequeñas y se arruga. Es entonces cuando se empacan las ciruelas en barriles, junto a sal cruda, y se les pone peso encima. A través de la acción de la sal y la presión las ciruelas se encogen, y su jugo se forma en el fondo del barril. Como la ciruela ha sido bien secada el jugo no cubre las ciruelas. El Umeboshi contiene dos veces más proteínas, minerales y grasas que otras frutas. El calcio, hierro y fósforo son especialmente abundantes.

El Umebosi es también mucho más rico en ácidos orgánicos que cualquier otra fruta (especialmente ácidos cítricos y fosfórico). Estos ácidos no se descomponen en el proceso de la fermentación.

Los distintos ácidos que se encuentran en el umeboshi ayudan a:

- Estimular el funcionamiento del hígado. El umeboshi también ayuda a limpiar las químicas artificiales de nuestro organismo.
- Acelerar el movimiento peristáltico de los intestinos; tiene un efecto antiséptico, y promueve la digestion de las proteinas.
- El ácido que se encuentra en la piel del umeboshi también tiene un efecto laxante.

Se puede utilizar el umeboshi para:

Exceso de acidez en el estómago
Problemas intestinales

Cansancio después de consumir un alimento dañino tal como es el azúcar.

La falta de apetito

La falta de apetito puede tener numerosas causas: problemas del estómago, hígado, preocupación, calor, etc. El umeboshi estimulará la secreción normal de nuestros jugos gástricos. (Estos son remedios generales para el adulto, para niños es mejor preguntar).

Estreñimiento

Si sufres de estreñimiento tomar cada mañana una ciruela de umeboshi con té bancha o kukicha. Tomarlo inmediatamente al levantarse o con el desayuno.

Mal aliento

El mal aliento puede tener numerosas causas: problemas dentales, de las encías, problemas estomacales, fermentación intestinal, problemas de los pulmones, etc. Cualquier afección acompañada por un proceso de degeneración intensa resultará en un mal olor. El umeboshi tiene un efecto anti-putrefacción.

El regaliz

El regaliz es la raíz de una planta perenne que se cultiva en Europa mediterránea y Asia menor. Su nombre científico es *Glycyrrhiza glabra*, popularmente conocida como regaliz o palo dulce.

Es uno de los condimentos más antiguos y tiene un sabor agridulce y anisado. Se usa mucho en la confección de postres y bebidas y también se hacen caramelos y comprimidos

Componentes del regaliz

-    Azúcares: glicirricina, glucosa y sacarosa.

- Flavonoides: licoflavonol, licoricona, glicirol, glizarina, formononetina, propenilanilosa, isoliquiritigenina, glabrol, glabrona.
- Saponinas.
- Taninos.
- Betacaroteno.
- Aminoácidos: asparagina.
- Proteínas.
- Ácidos: salicilico, málico, betulinico, glicerrético.
- Minerales: calcio, cromo, cobalto, fósforo, magnesio, potasio, silicio y sodio.
- Vitaminas: vitamina C y tiamina.

Beneficios y propiedades del regaliz

Son muchas las propiedades que posee esta raíz y por lo tanto muchos los beneficios que su consumo puede aportar a nuestro organismo.

¿Para quién está indicado?

- Tratamiento de úlceras estomacales y de duodeno.
- Espasmos gastrointestinales.
- Gastritis y reflujo gastroesofágico.
- Estreñimiento.
- Previene la indigestión y la pesadez de estómago.
- Indicado en casos de hipoglucemia, bajo nivel de azúcar.
- Tiene una potente acción antivirica debido a sus aceites esenciales.
- Indicado en casos de afecciones respiratorias: tos, dolor de garganta, etc.
- Útil para tratar la cirrosis y la hepatitis B por su contenido en glicerricina.
- Alivia el dolor de cabeza y la fiebre.
- Ayuda a rebajar los niveles de colesterol.
- Indicado para subir la presión arterial.

Contraindicaciones de la regaliz

- No debe consumirse en caso de hipertensión arterial.
- Por su contenido en glúcidos es desaconsejado su consumo en caso de diabetes.

Aunque su nivel de toxicidad es bajo no debe tomarse durante largos periodos de tiempo pues puede aumentar la tensión arterial y provocar la eliminación de potasio por vía urinaria y la aparición de edemas. Así, pues, mejor no tomarla en caso de problemas cardíacos o trastornos del metabolismo del sodio y del potasio.

CAPÍTULO 7. CONCLUSIONES

Hemos llegado a la parte final del libro, no por ello menos importante pues vamos a resumir en pocas palabras cómo debe ser una dieta equilibradora para prevenir la enfermedad. Y cómo debe ser una dieta equilibradora para tratar la enfermedad cuando ya está instaurada en nuestro organismo.

En definitiva, la dieta debe ser igual en ambos casos pues lo importante es equilibrar el organismo para mantener un nivel óptimo de salud y en buen estado el sistema inmunitario.

¿Qué alimentos son especialmente importantes para nuestra salud?

Los omega 3, 6 y 9.

Verduras, frutas (si no sufres mala absorción de la fructosa), cereales integrales (mejor siempre sin gluten), semillas (chía, lino, cáñamo), frutos secos, legumbres, carne blanca, pescado blanco y azul, huevos sin abusar.

Bebidas vegetales, cereales sin gluten y stevia.

¿Qué alimentos debemos evitar y sustituirlos por otros más saludables y adecuados?

Los lácteos, las solanáceas (patatas, tomates, berenjenas y pimientos), la sal, el azúcar, la bollería, los refrescos y la comida basura.

Es muy importante mantener un peso adecuado, para ello debemos hacer ejercicio físico 5 veces a la semana como mínimo, caminar, yoga, natación correr….

NO es tan difícil mantener una salud "saludable".

SOBRE MARIBEL ORTELLS

Cuando me preguntan en qué trabajo mi respuesta es muy simple; **asesoro a personas que han perdido la salud y que necesitan hacer un cambio en su vida para recuperarla,** ese es mi trabajo y te aseguro que me hace muy feliz.

¿Eres de esas personas que han perdido la salud? ¿Sabes qué debes hacer para volver a sentirte bien, sin dolor? Pues ese es mi trabajo, ayudarte a saber lo que necesitas para conseguirlo.

Visita mi web para más información: http://comidasana.eu/

www.ingramcontent.com/pod-product-compliance
Lightning Source LLC
Chambersburg PA
CBHW050922260726